Manual de Condutas e Práticas Fisioterapêuticas nas Unidades de Terapia Intensiva Adulto da ABFO

Manual de Condutas e Práticas Fisioterapêuticas nas Unidades de Terapia Intensiva Adulto da ABFO

Carla Marzullo Plens
Ana Cristina Machado Leão
Janete Maria da Silva
Nuria Sales Fonseca

COORDENADORA
Carla Marzullo Plens

REVISORA
Samantha Karlla Lopes de Almeida Rizzi

Thieme
Rio de Janeiro • Stuttgart • New York • Delhi

Dados Internacionais de Catalogação na Publicação (CIP)

R627m

Plenz, Carla Marzullo

Manual de Condutas e Práticas Fisioterapêuticas nas Unidades de Terapia Intensiva Adulto da ABFO/Carla Marzullo Plens, Ana Cristina Machado Leão, Janete Maria da Silva, Nuria Sales Fonseca & Samantha Karlla Lopes de Almeida Rizzi – 1. Ed. – Rio de Janeiro – RJ: Thieme Revinter Publicações, 2019.

142 p.: il; 14 x 21 cm.

Inclui Índice Remissivo, Referências e Anexos

ISBN 978-85-5465-166-4

1. Fisioterapia. 2. Oncologia. 3. Cuidados Paliativos. 4. Técnicas. I. Leão, Ana Cristina Machado. II. Silva, Janete Maria da. III. Fonseca, Nuria Sales. IV. Rizzi, Samantha Karlla Lopes de Almeida. V. Título.

CDD: 615.82
CDU: 615.8:616-006

Contato com as autoras:
CARLA MARZULLO PLENS
carlamarzullo@terra.com.br
JANETE MARIA DA SILVA
jmscienciaesaude@gmail.com
ANA CRISTINA MACHADO LEÃO
aleao@inca.gov.br
NURIA SALES FONSECA
nuria_fisioterapia@yahoo.com.br

© 2019 Thieme Revinter Publicações Ltda.
Rua do Matoso, 170, Tijuca
20270-135, Rio de Janeiro – RJ, Brasil
http://www.ThiemeRevinter.com.br

Thieme Medical Publishers
http://www.thieme.com

Capa: Thieme Revinter Publicações Ltda.

Impresso no Brasil por Zit Editora e Gráfica Ltda.
5 4 3 2 1
ISBN 978-85-5465-166-4

Nota: O conhecimento médico está em constante evolução. À medida que a pesquisa e a experiência clínica ampliam o nosso saber, pode ser necessário alterar os métodos de tratamento e medicação. Os autores e editores deste material consultaram fontes tidas como confiáveis, a fim de fornecer informações completas e de acordo com os padrões aceitos no momento da publicação. No entanto, em vista da possibilidade de erro humano por parte dos autores, dos editores ou da casa editorial que traz à luz este trabalho, ou ainda de alterações no conhecimento médico, nem os autores, nem os editores, nem a casa editorial, nem qualquer outra parte que se tenha envolvido na elaboração deste material garantem que as informações aqui contidas sejam totalmente precisas ou completas; tampouco se responsabilizam por quaisquer erros ou omissões ou pelos resultados obtidos em consequência do uso de tais informações. É aconselhável que os leitores confirmem em outras fontes as informações aqui contidas. Sugere-se, por exemplo, que verifiquem a bula de cada medicamento que pretendam administrar, a fim de certificar-se de que as informações contidas nesta publicação são precisas e de que não houve mudanças na dose recomendada ou nas contraindicações. Esta recomendação é especialmente importante no caso de medicamentos novos ou pouco utilizados. Alguns dos nomes de produtos, patentes e design a que nos referimos neste livro são, na verdade, marcas registradas ou nomes protegidos pela legislação referente à propriedade intelectual, ainda que nem sempre o texto faça menção específica a esse fato. Portanto, a ocorrência de um nome sem a designação de sua propriedade não deve ser interpretada como uma indicação, por parte da editora, de que ele se encontra em domínio público.

Todos os direitos reservados. Nenhuma parte desta publicação poderá ser reproduzida ou transmitida por nenhum meio, impresso, eletrônico ou mecânico, incluindo fotocópia, gravação ou qualquer outro tipo de sistema de armazenamento e transmissão de informação, sem prévia autorização por escrito.

PREFÁCIO

O câncer, por suas diversas nuances, é uma situação clínica altamente complexa, com elevada prevalência, que em algum momento da sua evolução pode requerer o internamento em unidade de terapia intensiva. Este fato favorece o surgimento de uma importante área de intersecção entre as especialidades profissionais Fisioterapia em Oncologia e Fisioterapia em Terapia Intensiva, exigindo, de forma imperiosa, uma formação específica.

Nesse sentido, este Manual é um marco para a Fisioterapia em Oncologia Brasileira e presta inestimável serviço à Fisioterapia em Terapia Intensiva, uma vez que servirá de base para elaboração e aplicação de protocolos fisioterapêuticos cientificamente embasados, seguros e resolutivos, que irão contribuir em muito para melhora da qualidade da assistência fisioterapêutica destinada a pacientes oncológicos críticos.

De fácil assimilação, deve ser leitura obrigatória para Fisioterapeutas que atuam ou se interessam pela temática e estudantes que almejam atuar no cuidado aos pacientes oncológicos criticamente enfermos.

Parabéns a todos os envolvidos direta e indiretamente na elaboração deste Manual e uma excelente e proveitosa leitura para todos!

Flávio Maciel Dias de Andrade
Fisioterapeuta Presidente da Associação Brasileira de
Fisioterapia Cardiorrespiratória e
Fisioterapia em Terapia Intensiva (ASSOBRAFIR).

DEDICATÓRIA

Dedicamos este Manual a todos os pacientes oncológicos, que, em decorrência da própria doença ou de seu tratamento, necessitam de cuidados intensivos e aos profissionais fisioterapeutas atuantes na área. Que possamos auxiliar na capacitação profissional de cada um, refletindo em benefícios aos pacientes.

AGRADECIMENTOS

Agradecemos a nossas famílias, pela compreensão, pelos longos períodos que estivemos ausentes em razão de nossa dedicação a esta obra, sabendo da importância da mesma na formação de profissionais e o reflexo na qualidade e segurança no atendimento a pacientes oncológicos internados em Unidades de Terapia Intensiva.

Agradecemos a todos os pacientes que tivemos a oportunidade de prestar assistência. Cada ser humano que tocamos também nos toca e engrandece-nos pessoal e profissionalmente. Muito do que somos hoje é graças a cada um deles.

Agradecemos aos nossos professores, que foram essenciais em nossa jornada de aprendizado e crescimento profissionais. Trazemos cada um de vocês neste Manual.

Agradecemos à Editora Thieme Revinter pela oportunidade de publicação deste Manual, possibilitando a promoção do desenvolvimento profissional na área da Fisioterapia em Oncologia.

Agradecemos à ABFO pela idealização destes projetos que visam ao suporte à prática clínica e pelo árduo trabalho para que estes se concretizem.

COLABORADORAS

Ana Cristina Machado Leão
Fisioterapeuta
Doutora e Mestre em Ciências Biológicas/Fisiologia pela Universidade Federal do Rio de Janeiro (UFRJ)
Especializada em Fisioterapia Neurofuncional pela Universidade Estácio de Sá
Fisioterapeuta do Instituto Nacional de Câncer (INCA)
Docente do Curso de Fisioterapia do IBMR/Laureate

Carla Marzullo Plens
Fisioterapeuta
Mestre em Engenharia Biomédica pela Universidade do Vale do Paraíba (UNIVAP)
Especialista em Fisioterapia em Terapia Intensiva de Adulto pela Associação Brasileira de Fisioterapia Cardiorrespiratória e Fisioterapia em Terapia Intensiva (ASSOBRAFIR)
Especialista em Fisioterapia em Oncologia pela Associação Brasileira de Fisioterapia em Oncologia (ABFO)
Aprimoramento em Fisioterapia Hospitalar pela Fundação do Desenvolvimento Administrativo (FUNDAP)
Especialização em Fisioterapia em Oncologia pela Faculdade de Ciências da Saúde do Estado de São Paulo (FACIS)
Especialização em Fisiologia do Exercício pela Universidade Federal do Estado de São Paulo (UNIFESP)
Docente da Pós-Graduação do Núcleo de Estudos Avançados da Pontifícia Universidade Católica de Goiás (NEA/PUC)
Fisioterapeuta do Instituto de Oncologia do Vale do Paraíba (IOV)
Coordenadora do Serviço de Fisioterapia do Hospital Pio XII de São José dos Campos
Membro do Núcleo de Segurança do Paciente do Hospital Pio XII de São José dos Campos

Janete Maria da Silva
Fisioterapeuta
Mestre em Ciências da Reabilitação pela Faculdade de Medicina da Universidade de São Paulo (FMUSP)
Especialista em Fisioterapia em Unidade de Terapia Intensiva pelo Conselho Federal de Fisioterapia e Terapia Ocupacional (COFFITO)
Especialista em Gerontologia
Docente do Centro Universitário São Camilo, Instituto Paliar e JMS Ciência e Saúde
Responsável Técnica na Empresa JMDS Reabilitação Integrada Ltda
Membro do Comitê de Cuidados Paliativos da Associação Brasileira de Leucemia e Linfoma (ABRALE)
Membro do Comitê de Fisioterapia da Academia Nacional de Cuidados Paliativo

Nuria Sales Fonseca
Fisioterapeuta
Mestre em Ciência – Epidemiologia Ambiental pela Escola Nacional de Saúde Pública Sergio Arouca (ENSP/ FIOCRUZ)
Especialização em Fisioterapia em Oncologia pelo Instituto Nacional do Câncer (INCA)
Especialização em Geriatria e Gerontologia pela Universidade do Estado do Rio de Janeiro (UERJ)
Especialização em Acupuntura pelo ABACO
Fisioterapeuta da Secretaria Municipal de Saúde de Mangaratiba – Hospital Victor de Souza Breves, RJ

Samantha Karlla Lopes de Almeida Rizzi
Fisioterapeuta
Mestre em Ciências pela Universidade Federal de São Paulo (UNIFESP)
Especialista de Fisioterapia em Oncologia pela Associação Brasileira de Fisioterapia em Oncologia (ABFO)
Capacitação em Saúde Baseada em Evidências pelo Instituto Sírio-Libanês de Ensino e Pesquisa
Especialização em Fisioterapia em Ginecologia pelo Colégio Brasileiro de Estudos Sistêmicos (CBES)
Aprimoramento em Fisioterapia em Clínica Médica pelo Instituto de Assistência Médica ao Servidor Público Estadual (IAMSPE)
Coordenadora e Supervisora da Especialização de Fisioterapia em Ginecologia da Universidade Federal de São Paulo (UNIFESP – SP)
Fisioterapeuta do Hospital São Paulo/UNIFESP

SUMÁRIO

1. Introdução 1
   Nuria Sales Fonseca
2. Especificidade do Paciente Oncológico Internado na UTI – Uma Revisão Geral 11
   Nuria Sales Fonseca
3. Atuação da Fisioterapia em Oncologia na UTI 19
   Ana Cristina Machado Leão ▪ Carla Marzullo Plens
4. Recursos e Técnicas de Fisioterapia Respiratória em Pacientes Oncológicos na UTI 51
   Nuria Sales Fonseca ▪ Carla Marzullo Plens
5. Mobilização Precoce 65
   Carla Marzullo Plens
6. Cuidados Paliativos em Terapia Intensiva 83
   Janete Maria da Silva
7. Humanização na Atenção Fisioterapêutica em Terapia Intensiva 93
   Nuria Sales Fonseca

Anexos

1. Escalas de Nível de Consciência e de Sedação 97
2. MRC (*Medical Research Council*) 101

3. Escalas Funcionais.. 103
4. Escalas de Desempenho... 111
5. Escalas de Dor 115
6. Pictograma de Fadiga 117
7. Escala de Avaliação de Sintomas 119

   Índice Remissivo 121

Manual de Condutas e Práticas Fisioterapêuticas nas Unidades de Terapia Intensiva Adulto da ABFO

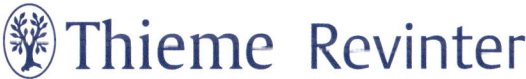

INTRODUÇÃO

CAPÍTULO 1

Nuria Sales Fonseca

O câncer é um grave problema de saúde pública no mundo. Observa-se o aumento da incidência do câncer em virtude do envelhecimento populacional, bem como da exposição a fatores de risco, como tabagismo, aumento do peso corporal, sedentarismo, mudança no estilo de vida e exposição a carcinógenos ocupacionais em virtude do ambiente de trabalho (Mendes, 2013; Torre *et al.*, 2015).

A sobrevida e a qualidade de vida dos pacientes oncológicos melhoraram muito, e isso se deve ao grande avanço tecnológico no tratamento do câncer, por meio da realização de cirurgias radicais, quimioterapias em altas doses, radioterapia e imunoterapia, o que, por um lado, objetiva a cura da doença, mas, por outro, pode resultar em complicações indesejáveis a este público. Assim se faz necessário que os profissionais que lidam com estes pacientes tenham uma visão preventiva das possíveis complexidades que o tratamento conduz. O paciente com câncer, em algum momento, pode passar pela unidade de terapia intensiva (UTI), quer em caráter preventivo ou como medida para salvar a vida, pois nela há recursos tecnológicos para realizar a vigilância desses pacientes que requerem cuidado e olhar mais atentos. O período de internação na UTI impacta na sobrevida e na qualidade de vida de pacientes com câncer que ficaram em cuidados intensivos (Xia; Wang, 2016).

Uma unidade de terapia intensiva em oncologia requer a humanização de todos os profissionais, visto que é um momento delicado para os pacientes e familiares, pois é imperativa a preocupação e o medo da morte (Lourenço; Neves, 2008).

IMPORTÂNCIA DA FISIOTERAPIA EM ONCOLOGIA NA UTI

Da experiência das grandes guerras mundiais, em especial a atenção na vigilância respiratória, junto à epidemia de poliomielite, nos finais dos anos de 1940, vieram recursos que estabeleceram a ideia do cuidado intensivo. Foi inventado o desfibrilador, preconizada a reposição volêmica nas paradas cardíacas e o ventilador mecânico não invasivo, denominado de pulmão de aço.

Consequentemente, a partir da década de 1950 foram consolidadas as unidades de terapia intensiva e as técnicas de suporte avançado de vida. A atuação da Fisioterapia nestes pacientes é marcada pela própria história da UTI, em função da diminuição de complicações respiratórias de pacientes que retiam secreção broncopulmonar e que estavam submetidos à ventilação mecânica (Mackenzie, 1988 apud Ghisleni, 2010, p. 67).

A partir do reconhecimento do Conselho Federal de Fisioterapia e Terapia Ocupacional (COFFITO) sobre os primeiros cursos de Fisioterapia na área respiratória, a atuação fisioterapêutica no ambiente hospitalar cresceu e se solidificou, sendo respaldada a autonomia profissional do Fisioterapeuta, bem como ficou estabelecido que este profissional constitui uma equipe de cuidados intensivos. Resumidamente serão apresentadas as legislações que demonstram o crescimento profissional.

O COFFITO reconheceu, em 2001, os primeiros cursos com a nomenclatura "Fisioterapia Pneumofuncional" que, adiante na Resolução nº 318 de 30 de agosto de 2006, foi renomeada para o termo "Fisioterapia Respiratória", visto que este termo é baseado em evidências científicas e acadêmicas produzidas para a área de conhecimento; e aquele termo não traduzia o exercício da especialidade. Posteriormente, em 2011, o COFFITO reconheceu e disciplinou a atividade do Fisioterapeuta no exercício da Especialidade em Terapia Intensiva, e dispôs a atuação em neonatologia, pediatria e adultos, ampliando a atuação do Fisioterapeuta Intensivista pelo seu exercício profissional em todos os níveis de atenção à saúde, em ações de prevenção, promoção, proteção, educação, intervenção, recuperação e reabilitação do paciente. No mesmo ano, o Conselho reconheceu a Fisioterapia em Terapia Intensiva como especialidade exclusiva do Fisioterapeuta. Em 2015 foi reconhecida a atuação do Fisioterapeuta Cardiovascular (COFFITO, 2006, 2011a, 2011b, 2015).

O Fisioterapeuta compõe a equipe básica em uma unidade de terapia intensiva, de acordo com a Portaria nº 3.432 de 12 de agosto de 1998 do Ministério da Saúde, que dispõe que deve haver um fisioterapeuta para cada 10 leitos, ou fração, de UTI nos turnos da manhã e da tarde (Ministério da Saúde, 1998). Posteriormente, na Resolução nº 7, de 24 de fevereiro de 2010, da Agência Nacional de Vigilância Sanitária (ANVISA), uma das questões abordadas foi sobre o funcionamento de uma UTI no campo da Fisioterapia. Neste documento consta que deverá ter um Coordenador Fisioterapeuta, e este deve ser especialista em Terapia Intensiva ou em especialidade associada à paciente grave. Ratificou que o Fisioterapeuta deverá estar presente, no mínimo, 1 (um) para cada 10 (dez) leitos ou fração, nos turnos matutino, vespertino e noturno, perfazendo um total de 18 horas diárias de atuação. Acrescentou, ainda, que o serviço de Fisioterapia deve estar disponível em tempo integral para assistência aos pacientes internados na UTI (ANVISA, 2010). Diante disso, demonstra que a atuação da Fisioterapia é soberana na sua conduta, além

INTRODUÇÃO

disso, a exigência para que pelo menos o coordenador da Fisioterapia seja especialista reforça a necessidade de conhecimento especializado, de uma equipe preparada para lidar com as diversas complexidades clínicas que pacientes internados em uma UTI apresentam.

Já é de grande conhecimento que a atuação do Fisioterapeuta em uma unidade de terapia intensiva diminui o tempo de internação, visto que ele atua para minimizar a imobilidade, o descondicionamento físico e a fraqueza que são questões inerentes aos pacientes submetidos à ventilação mecânica (Cordeiro et al., 2015; Perme et al., 2006). Ademais, a literatura aponta que ao utilizar protocolos de identificação sistemática de pacientes em condições de interromper a ventilação mecânica, reduz-se o tempo de duração da mesma (Goldwasser et al., 2007). Cada vez mais têm sido estabelecidas estratégias de condutas protocoladas aos cuidados do paciente crítico (Freitas, 2010).

Geralmente os pacientes oncológicos internados em uma unidade de terapia intensiva consistem em pacientes provenientes de pós-operatório cirúrgico ou em decorrência do tratamento adjuvante do câncer. Concernente ao pós-operatório, observa-se a internação desde a realização do esvaziamento axilar à ressecção de metástase pulmonar. Pacientes submetidos à cirurgia oncológica podem apresentar complicações como dor, problemas respiratórios e infecção, por exemplo (Almeida et al., 2011; Martos-Benítez et al., 2016). No que se refere à indicação de internação para cuidados intensivos em decorrência do tratamento adjuvante, pode ocorrer por comorbidades que surgem como síndrome da lise tumoral, hipercalcemia, complicações infecciosas, sepse e choque séptico, e isto reflete no tempo de internação que os pacientes podem evoluir com diminuição do trofismo muscular (Almeida et al., 2011; Apolnik, 2003; Xia; Wang, 2016). Desta forma, o paciente oncológico tem um perfil diferenciado dos demais pacientes provenientes de uma UTI.

A conduta fisioterapêutica deve se basear nas condições clínicas do paciente, como por exemplo, quantidade de plaquetas, hemoglobina e quantidade de leucócitos, pois o paciente pode apresentar um quadro de mielossupressão, caquexia ou alterações cinético-funcionais relativas à cirurgia ou à própria evolução da doença (Xavier, 2011, p. 382-8).

NOVA REALIDADE DO PACIENTE ONCOLÓGICO NA UTI: MORTALIDADE E MORBIDADE

O aumento dos casos de câncer e a crescente necessidade de internação desses pacientes em uma unidade de terapia intensiva requer melhor entendimento das características clínicas e epidemiológicas desse grupo de pacientes, com o foco de identificar os principais fatores relacionados com seu desenvolvimento (Almeida et al., 2011).

Outrossim, que esteja vinculado à rotina da gestão da saúde o monitoramento da morbimortalidade por neoplasia maligna, de maneira que se torne um instrumento para o estabelecimento de ações de prevenção e controle da doença. O monitoramento abrange a realização de rotinas e avaliação delas para as tomadas de decisões corretas (Instituto Nacional de Câncer José Alencar Gomes da Silva. Coordenação de Prevenção e Vigilância, 2015). Para isto se faz necessário conhecer a taxa de mortalidade das neoplasias malignas.

De acordo com a estimativa da International Agency for Research on Cancer (IARC), para o ano de 2012 foram estimados 14,1 milhões de novos casos de câncer no mundo e 8,2 milhões de óbitos ocorreriam em decorrência de câncer (Ferlay et al., 2015), com as taxas de mortalidade de todos os tipos de câncer variando de 138/100.000 homens nos países mais desenvolvidos a 120,1/100.000 homens nos países menos desenvolvidos, e com taxas de mortalidade de todos os tipos de câncer variando de 86,2/100.000 mulheres nos países mais desenvolvidos a 79,8/100.000 mulheres nos países menos desenvolvidos (Torre et al., 2015). No panorama brasileiro, as neoplasias malignas representam a segunda causa de óbito na população brasileira, ficando atrás das doenças cardiovasculares (Cabrera et al., 2007; Mansur; Favarato, 2012).

Analisando os dados do DATASUS nos casos de neoplasias no ambiente hospitalar, observa-se o aumento da taxa de mortalidade ajustada pela idade mundial com o avançar da idade, em que é possível notar o incremento de 1,86 para 26,91 óbitos por 100 mil indivíduos no ano de 2012 à medida que a idade avança, conforme visualizado no Quadro 1-1 (DATASUS, 2018). Corroborando o aumento da incidência do câncer com idades mais avançadas.

O câncer de mama representa o de maior mortalidade entre as mulheres, sendo que a mortalidade por câncer em brasileiras obteve aumento de 1,15 para 2,75 casos por 100 mil mulheres dentre os anos de 1979 e 2014. Nos homens, o câncer que representa o de maior mortalidade é o de pulmão, sendo que a mortalidade por câncer de pulmão em brasileiros obteve aumento de 1,11 para 2,17 casos por 100 mil homens dentre os anos de 1979 e 2014 (INCA, 2014).

No que tange à morbidade, um estudo prospectivo realizado em Cuba avaliou 179 pacientes que haviam sido submetidos à cirurgia torácica e do trato digestório por câncer, que evidenciou que 30,2% dos pacientes apresentaram complicações pós-operatórias, sendo as mais comuns: problemas respiratórios (14,5%); dor (12,9%); problemas cardiovasculares (11,7%); doença infecciosa (11,2%) e complicações de ferida cirúrgica (10,1%) (Martos-Benítez et al, 2016).

Quadro 1-1. Taxa de Mortalidade Padronizada pela População Mundial/100.000 Indivíduos

Faixa etária	< 20 anos	20 a 29 anos	30 a 39 anos	40 a 49 anos	50 a 59 anos	60 a 69 anos	> 70 anos
Taxa	1,86	1,12	2,22	6,72	14,16	22,59	26,91

Fonte: DATASUS 2018.

INTRODUÇÃO 5

Outro estudo realizado na China teve como objetivo identificar os fatores de risco que predizem o prognóstico de pacientes com tumores sólidos avançados em uma unidade de terapia intensiva. Após avaliação de 141 prontuários de pacientes que tinham sido internados na UTI, identificaram que as comorbidades mais frequentes foram: diabetes melito (40,4%), insuficiência cardíaca (34%) e hipertensão arterial (34%). O *status* de desempenho de *Karnofsky* (KPS) (Anexo 4) dos pacientes internados na UTI em sua admissão teve mediana 10. As principais razões para a internação em uma UTI foram por falência respiratória (38,3%), choque séptico (27,7%), insuficiência cardíaca aguda (12,8%) e falência renal aguda (8,5%). As principais infecções adquiridas foram: pneumonia (62,9%), abdominal (25,7%) e do trato urinário (8,6%). Das intervenções terapêuticas realizadas na UTI, 42,6% dos pacientes utilizaram vasopressores, 57,4% foram submetidos à ventilação mecânica e 10,6% à terapia renal substitutiva. Nestes pacientes, a duração da internação na UTI mediana foi de 6 dias. Dentre os pacientes internados na unidade de terapia intensiva, 14,9% pacientes evoluíram a óbito nesta unidade e 29,8% evoluíram a óbito durante a internação hospitalar. A sobrevida global dos pacientes avaliados foi de 17 meses em sua mediana (Xia; Wang, 2016). Outro estudo, também no Brasil, descreveu as características de 44 pacientes internados em uma UTI provenientes do centro cirúrgico pós-procedimentos relacionados com diversas neoplasias malignas; desses, 20% evoluíram com insuficiência renal aguda e 16% evoluíram ao óbito. O tempo médio de internação na UTI foi de 2 dias. Das intervenções terapêuticas realizadas na UTI, 24% foram submetidos à ventilação mecânica, e dentre os pacientes que foram ventilados mecanicamente, 29% morreram. A análise de uso de drogas vasoativas evidenciou que 27% utilizaram noradrenalina e 18% utilizaram dobutamina, sendo que 58% dos pacientes que utilizaram aminas vasoativas evoluíram ao óbito. Laparotomia foi utilizada em 9% dos pacientes, que passaram a utilizar a bolsa de Bogotá por terem evoluído com a síndrome de compartimento abdominal, em que 75% deles evoluíram ao óbito. Neste estudo não houve associação entre idade e óbito. Ele apresentou algumas limitações: número reduzido da amostra, estudaram pacientes internados na UTI por cirurgia oncológica eletiva. Além disso, este trabalho poderia ter explorado as comorbidades presente nos pacientes (Almeida *et al.*, 2011).

Diante de todas estas morbidades descritas, a Fisioterapia tem grande importância para trabalhar com os pacientes oncológicos em uma unidade de terapia intensiva, para minimizar as complicações inerentes ao tratamento e diminuir o tempo de permanência na UTI.

Comparação da Mortalidade do Paciente Oncológico em Relação a Outras Patologias

A compilação dos dados disponibilizados no *site* do DATASUS revelou que, no ano de 2017, ocorreram 1.309.511 óbitos no Brasil. As neoplasias malignas foram responsáveis por 220.332 óbitos, e 1.089.179 óbitos ocorreram pelas demais causas do capítulo da CID-10. O Quadro 1-2 apresenta a distribuição proporcional dos óbitos ocorridos pela neoplasia e pelas demais causas segundo a região do país. É possível observar que a região Sudeste foi a região com maior ocorrência de óbitos por neoplasia (47,60%), seguida do Nordeste (22,02%), sendo a região Norte menos frequente (5,04%). A ordem de classificação dos óbitos pelas regiões do país pelas demais causas é similar à de neoplasias (DATASUS, 2018).

Para o biênio 2018-2019, foram estimados 135.590 novos casos de câncer para a região Sudeste, 72.560 na região Sul, 58.770 para a região Nordeste, 21.630 para a região Centro-Oeste e para a região Norte, 11.590 novos casos de câncer (INCA, 2017). O ano apresentado da mortalidade (2017) é diferente do biênio (2018-2019), mas mesmo assim, permite uma reflexão, que mesmo a região sul sendo a segunda região com maior número de casos estimados para o país, quando se trata de mortalidade parece cair a classificação da mortalidade para terceiro colocado nessa região. Isso sugere mais reflexão nessa temática.

O Quadro 1-3 apresenta os números absolutos de óbitos por todos os capítulos da CID-10 e é possível notar que o câncer foi a segunda principal causa de óbitos no Brasil (220.332), no ano de 2017, ficando depois de doenças do aparelho circulatório (355.928). Após as neoplasias, as causas externas de morbidade e mortalidade (capítulo XX da CID-10) ficaram na terceira colocação quanto à ocorrência de óbitos (157.372) (DATASUS, 2018).

Quadro 1-2. Distribuição Proporcional de Óbitos por Neoplasia e Demais Causas Segundo Regiões do País, 2017

Óbitos	Brasil	Região Norte N (%)	Região Nordeste N (%)	Região Sudeste N (%)	Região Sul N (%)	Região Centro-Oeste N (%)
Neoplasias	220.332	11.110 (5,04)	48.510 (22,02)	104.873 (47,60)	41.687 (18,92)	14.152 (6,42)
Demais causas	1.089.179	71.036 (6,52)	302.208 (27,75)	488.505 (44,85)	155.495 (14,28)	71.935 (6,60)
Total	1.309.511	82.146 (6,27)	350.718 (26,78)	593.378 (45,31)	197.182 (15,06)	86.087 (6,57)

Quadro 1-3. Distribuição Absoluta de Óbitos pelos Capítulos da CID-10, Segundo Regiões do País, 2017

Óbitos	Brasil (N)	Região Norte (N)	Região Nordeste (N)	Região Sudeste (N)	Região Sul (N)	Região Centro-Oeste (N)
I. Algumas doenças infecciosas e parasitárias	55.326	4.110	14.983	25.151	7.358	3.724
II. Neoplasias (tumores)	220.332	11.110	48.510	104.873	41.687	14.152
III. Doenças do sangue e dos órgãos hematopoiéticos e alguns transtornos imunitários	6.627	460	2.034	2.969	810	354
IV. Doenças endócrinas nutricionais e metabólicas	77.878	5.805	25.241	30.297	11.290	5.245
V. Transtornos mentais e comportamentais	12.813	450	3.628	5.819	1.862	1.054
VI. Doenças do sistema nervoso	38.082	1.430	7.602	18.840	7.712	2.498
VII. Doenças do olho e anexos	19	4	4	11	-	-
VIII. Doenças do ouvido e da apófise mastoide	181	14	52	82	20	13
IX. Doenças do aparelho circulatório	355.928	18.677	94.023	167.136	53.431	22.661
X. Doenças do aparelho respiratório	156.987	8.118	36.770	77.899	24.135	10.065

(Continua.)

Quadro 1-3. *(Cont.)* Distribuição Absoluta de Óbitos pelos Capítulos da CID-10, Segundo Regiões do País, 2017

Óbitos	Brasil (N)	Região Norte (N)	Região Nordeste (N)	Região Sudeste (N)	Região Sul (N)	Região Centro-Oeste (N)
XI. Doenças do sistema digestório	65.498	3.547	17.470	30.383	9.415	4.683
XII. Doenças da pele e do tecido subcutâneo	6.071	302	1.928	3.112	487	242
XIII. Doenças do sistema osteomuscular e do tecido conjuntivo	5.866	338	1.566	2.860	740	362
XIV. Doenças do aparelho geniturinário	40.447	1.933	8.829	22.153	5.120	2.412
XV. Gravidez, parto e puerpério	1.773	245	555	676	152	145
XVI. Algumas afecções originadas no período perinatal	21.463	2.652	7.188	7.611	2.392	1.620
XVII. Malformações congênitas, deformidades e anomalias cromossômicas	10.857	1.122	3.049	4.251	1.474	961
XVIII. Sintomas, sinais e achados anormais de exames clínicos e de laboratório, não classificados em outra parte	75.991	6.134	24.698	34.716	7.599	2.844
XX. Causas externas de morbidade e mortalidade	157.372	15.695	52.588	54.539	21.498	13.052
TOTAL	1.309.511	82.146	350.718	593.378	197.182	86.087

INTRODUÇÃO

Ao verificar a região norte, que foi a região com menos ocorrências de óbitos por neoplasia (Quadro 1-3), na análise dos capítulos da CID-10, o óbito por neoplasias ficou em terceiro colocado (11.110), mas que as causas externas de morbidade e mortalidade (que nela está incluída acidentes, agressões) ficou em segundo colocado (15.695); diferente da ordem de classificação de óbitos no Brasil.

REFERÊNCIAS BIBLIOGRÁFICAS

Mendes R. *Patologia do trabalho*, 3. ed. Rio de Janeiro: Atheneu, 2013. v. 2.
Torre LA *et al*. Global cancer statistics, 2012. *CA. Cancer J Clin* 2015 Mar.;65(2);87-108.
Xia R, Wang D. Intensive care unit prognostic factors in critically ill patients with advanced solid tumors: a 3-year retrospective study. *BMC Cancer* 2016 Dez.;16(1).
Lourenço EC, Neves EP. As necessidades de cuidado e conforto dos visitantes em UTI oncológica: uma proposta fundamentada em dados de pesquisa. *Rev Bras Cancer* 2008;54(3):213-20.
Ghisleni AP. A contribuição da identidade no trabalho na construção de identidade de trabalho profissional: Uma análise de fisioterapeutas atuantes em unidade de terapia intensiva. Porto Alegre Tese [Doutorado em Sociologia] – Universidade Federal do Rio Grande do Sul, 2010.
COFFITO. Resolução nº. 318, de 30 de agosto de 2006. Designa Especialidade pela nomenclatura Fisioterapia Respiratória em substituição ao termo Fisioterapia Pneumo Funcional anteriormente estabelecido na Resolução nº. 188, de 9 de dezembro de 1998 e determina outras providências. Diário Oficial da União 15 fev 2007; Seção 1.
COFFITO. Resolução nº 402 de 03 de agosto de 2011. Disciplina a Especialidade Profissional Fisioterapia em Terapia Intensiva e dá outras providências. Diário Oficial da União 24 nov 2011; Seção 1.
COFFITO. Resolução COFFITO nº 392, de 04 de outubro de 2011. Reconhece a Fisioterapia em Terapia Intensiva como especialidade do profissional fisioterapeuta e dá outras providências. Diário Oficial do União 05 out 2011; Seção 1.
COFFITO. Resolução nº 454, de 25 de abril de 2015. Reconhece e disciplina a Especialidade Profissional de Fisioterapia Cardiovascular. Diário Oficial da União 14 mai 2015; Seção 1.
Brasil. Ministério da Saúde. Gabinete do Ministro. Portaria nº 3.432, de 12 de agosto de 1998. Estabelece critérios de classificação para as Unidades de Tratamento Intensivo - UTI. Diário Oficial da União 13 ago 1998; Seção 1, p. 109-10.
Agência Nacional de Vigilância Sanitária. Resolução nº 7, de 24 de fevereiro de 2010. Dispõe sobre os requisitos mínimos para funcionamento de Unidades de Terapia Intensiva e dá outras providências. Diário Oficial da União 25 fev 2010; Seção 1.
Cordeiro ALL *et al*. Influence of Early Ambulation in Postoperative Hospitalization Following Cardiac Surgery. *Int J Cardio Sci* 2015;28(5).
Perme CS *et al*. Early mobilization of LVAD recipients who require prolonged mechanical ventilation. *Tex Heart Inst* 2006;33(2):130-3.
Goldwasser R *et al*. Desmame e interrupção da ventilação mecânica. *J Bras Pneumologia* 2007 July;33:128-36.

Freitas E. Perfil e gravidade dos pacientes das unidades de terapia intensiva: aplicação prospectiva do escore APACHE II. *Rev Latino-Am Enfermagem* 2010;18(3):20-6.

Almeida R *et al.* Perfil dos pacientes de pós-operatório oncológico em centro de terapia intensiva. *Rev Med Minas Gerais* 2011;21(2):145-51.

Martos-Benítez FD, Gutiérrez-Noyola A, Echevarría-Víctores A. Postoperative complications and clinical outcomes among patients undergoing thoracic and gastrointestinal cancer surgery: A prospective cohort study. *Rev Bras Ter Intensiva* 2016;28(1):40-8.

Sapolnik R. Suporte de terapia intensiva no paciente oncológico. *J Pediatr* 2003;79(2):S231-S42.

Xavier D. A Fisioterapia onco-funcional para a graduação. Manaus: [s.n.], 2011.

Instituto Nacional de Câncer José Alencar Gomes da Silva. Coordenação de Prevenção e Vigilância. Estimativa 2016: incidência de câncer no Brasil / Instituto Nacional de Câncer José Alencar Gomes da Silva – Rio de Janeiro: INCA, 2015.

Ferlay J *et al.* Cancer incidence and mortality worldwide: sources, methods and major patterns in GLOBOCAN 2012. *Int J Cancer* 2015;136(5):E359-86.

Cabrera MAS, Andrade SM, Wajngarten M. Causas de mortalidade em idosos: estudo de seguimento de nove anos. *Geriatria & Gerontologia* 2007;1(1):14-20.

Mansur AP, Favarato D. Mortalidade por doenças cardiovasculares no Brasil e na região metropolitana de São Paulo: atualização 2011. *Arq Bras Cardiol* 2012;99(2):755-61.

DATASUS. Mortalidade - Brasil. http://www2.datasus.gov.br/DATASUS/index.php?area=0205Brasília: Data de acesso: 15 de novembro de 2018.

Instituto Nacional de Câncer José Alencar Gomes da Silva. Atlas de mortalidade por câncer. Rio de Janeiro: [s.n.], 2014.

Instituto Nacional de Câncer José Alencar Gomes da Silva. Estimativa 2018: incidência de câncer no Brasil/Instituto Nacional de Câncer José Alencar Gomes da Silva. Coordenação de Prevenção e Vigilância. – Rio de Janeiro: INCA, 2017. Rio de Janeiro: [s.n.].

ESPECIFICIDADE DO PACIENTE ONCOLÓGICO INTERNADO NA UTI – UMA REVISÃO GERAL

Nuria Sales Fonseca

EXAMES LABORATORIAIS

O tratamento oncológico pode levar a inúmeros eventos adversos que podem afetar a saúde física, o funcionamento cognitivo e psicológico do indivíduo. Dessa forma, são afetadas as atividades funcionais do paciente e sua capacidade de realização de exercícios. A Fisioterapia pode mitigar a perda da função física e cognitiva do paciente. O Fisioterapeuta deve ter conhecimento sobre o curso da doença, tratamento e efeitos colaterais comuns relacionados com o tratamento do paciente com o objetivo de realizar intervenções fisioterapêuticas com segurança (Maltser *et al.*, 2017).

O Quadro 2-1 apresenta as alterações laboratoriais hematológicas e bioquímicas que podem ocorrer com o paciente no curso do tratamento e que demandam atenção dos Fisioterapeutas para traçar sua conduta profissional. Quando o paciente se encontra com a quantidade de leucócitos (células responsáveis por defender o organismo contra infecções) fora do padrão de normalidade, o risco de infecção é alto. A abordagem fisioterapêutica deverá ser traçada de acordo com a sintomatologia e monitoramento da temperatura corporal do paciente (Maltser *et al.*, 2017), podendo-se realizar condutas para manter a via aérea pérvia e cinesioterapia motora a fim de preservar função e amplitude de movimento, desde que não haja febre.

Concernente às plaquetas, que são células do sangue responsáveis pela coagulação sanguínea, o valor de referência é de 150.000 a 450.000/mm^3. Quando o número de plaquetas for inferior a 100.000/mm^3, há maior possibilidade de sangramento espontâneo e maior probabilidade de transfusão de hemoderivados (Taylor *et al.*, 2002). O fisioterapeuta deve estar constantemente atento a esse parâmetro, e quando as plaquetas estiverem com valor entre 10 a 20 mil, deve preconizar apenas atividades de autocuidado da vida diária. Indivíduos com plaquetas entre 20 a 30 mil podem realizar exercícios leves desde que monitorados, devendo estar com a pressão arterial inferior a 170 × 100 mmHg, e com ausência de sinais de sangramento, como hematomas, e sangue ao redor da gengiva. Pacientes com plaquetas com valor superior a 30 mil,

Quadro 2-1. Considerações para a Realização da Fisioterapia no Contexto do Comprometimento Hematológico

Tipo de célula	Contagem de células	Considerações para atuação da fisioterapia
Leucócitos	> 11/mm³	Atividades funcionais para manter amplitude de movimento, abordagem baseada em sintomas e monitorar a febre
	< 4/mm³	Atividades funcionais para manter amplitude de movimento, abordagem baseada em sintomas, monitorar a febre
	< 1,5/mm³ (neutropenia)	Abordagem baseada em sintomas, precauções neutropênicas
Plaquetas	< 150.000 células/mm³	Abordagem baseada em sintomas, monitorar a tolerância à atividade, fisioterapia resistida, deambulação
	> 50.000 células/mm³	Exercício progressivo conforme tolerado com monitoramento dos sintomas, fisioterapia resistida com cautela, deambulação
	> 30.000 células/mm³	Amplitude ativa de movimento, exercícios moderados com cautela
	> 20.000 células/mm³	Exercícios leves, deambulação e atividades de vida diária sem esforço extenuante; avaliar o risco de queda e implementar plano de segurança para prevenção de quedas
	< 20.000 células/mm³	O paciente tem possibilidade de ser transfundido. Deambulação e atividades de vida diária leves com monitoramento dos sintomas e precaução para quedas
Hemoglobina (Hb)	Hb < 11 g/dL (anemia) Ht 25-35%	Abordagem baseada em sintomas, monitorando a autopercepção do esforço
Hematócrito (Ht)	Hb < 8 g/dL (anemia severa) Ht < 25%	Monitoramento rigoroso dos sinais e sintomas; curtos períodos de fisioterapia com exercícios isométricos e ativos livres, limitados por sintomas; conscientizar o paciente a conservar energia
Sódio (Na)	**Na** < 130 mmol/L	Não realizar fisioterapia
Potássio (K)	**K** < 3 mmol/L **K** > 6 mmol/L	Não realizar fisioterapia

Maltser et al., 2017; Xavier, 2011

no entanto, podem fazer Fisioterapia com exercícios moderados, dentro de sua tolerância individual (Maltser et al., 2017).

Em relação à hemoglobina, que é um componente dos glóbulos vermelhos do sangue que transporta oxigênio, os valores considerados normais são: no homem, 14-17,4 g/dL, e na mulher, 12-16 g/dL. Se estiver entre 8 a 11 g/dL, o paciente pode apresentar sintomatologia de dispneia e, nesse caso, a atuação fisioterapêutica deverá ser feita de acordo com a sintomatologia e a percepção de esforço do paciente, respeitando seus limites. No entanto, quando estiver inferior a 8 g/dL, preconiza-se a conservação de energia do paciente, devendo-se evitar exercícios aeróbios moderados a intensos (Maltser et al., 2017).

O hematócrito representa o volume relativo ocupado pelos eritrócitos em uma amostra de sangue, é expresso em porcentagem por volume. O valor de referência no homem é de 40-54% e, na mulher, é de 36-48%. O hematócrito geralmente é solicitado como parte do hemograma e permite o monitoramento do tratamento em caso de anemia, de hemorragias (assim como para avaliar sua severidade) e, principalmente, para decidir se uma transfusão sanguínea deve ser realizada nos casos de anemias sintomáticas severas, além de monitorar a efetividade desta transfusão (Gomes et al., 2007). Em casos de o hematócrito ser inferior a 25%, deve-se conscientizar o paciente a economizar energia.

Os eletrólitos têm papel importante na manutenção da homeostase no organismo e dois muito importantes de serem monitoradas em uma unidade de terapia intensiva são o sódio e o potássio. O valor de referência do sódio, que é de extrema importância para o equilíbrio osmótico e para a manutenção do potencial de membrana, é de 135-145 mmol/L. Quando inferior a 130 mmol/L, pode haver alteração do estado mental do paciente, náusea, vômito, convulsão, estupor e até o coma. O potássio, por sua vez, é o principal elctrólito intracelular e o principal determinante do potencial elétrico transmembrana. Dessa forma, qualquer alteração significativa na concentração extracelular de potássio pode levar a sérios efeitos não apenas na função metabólica, mas também na condução nervosa, repercutindo na musculatura e no ritmo cardíaco, predispondo a arritmias cardíacas (Barbosa; Sztajnbok, 1999). Dessa forma, quando o valor do potássio for inferior a 3 mmol/L ou superior a 6 mmol/L, não deve ser realizada fisioterapia. Os valores de referência são de 3,5-5,5 mmol/L (Xavier, 2011).

MIELOSSUPRESSÃO

A mielossupressão é um efeito colateral comum associado a quase todos os tipos de quimioterapia e agentes imunossupressores, o que vai interferir na intervenção fisioterapêutica (Maltser et al., 2017). É uma condição em que a atividade da medula óssea é diminuída, resultando em trombocitopenia, anemia e neutropenia (Consensus Committee of Chemotherapy Induced Thrombocytopenia, 2018).

A trombocitopenia, definida como contagem de plaquetas inferior a 100.000/mm³, quando induzida pela quimioterapia é um evento adverso comum em pacientes com câncer, porém, dependendo do grau, pode levar à diminuição da dose, suspensão temporária do ciclo da quimioterapia até a resolução deste evento ou diminuição do grau do evento adverso. Portanto, a trombocitopenia altera a qualidade de vida do paciente e pode reduzir a eficácia do tratamento oncológico (Consensus Committee of Chemoterapy Induced Thrombocytopenia, 2018).

A anemia é uma complicação frequente do tratamento de câncer, seja pela quimioterapia e/ou radiação. O agravamento da anemia reduz a tolerância ao exercício, levando a sintomas de fadiga, tontura e instabilidade hemodinâmica. Embora a capacidade aeróbica seja melhorada com maiores níveis de hemoglobina, não está claro se existe um nível de hemoglobina abaixo dos quais os resultados funcionais são comprometidos. Em pacientes com anemia grave (hemoglobina ≤ 8 g/dL), deve-se ter precaução em prescrever exercícios resistidos e exercícios aeróbios de intensidade moderada a intensa. No entanto, exercícios de baixa intensidade podem ser benéficos para promover melhora na contagem sanguínea. O Fisioterapeuta deve monitorar o estado hemodinâmico, funcional e de esforço, bem como os sintomas do paciente, como dor no peito, tontura e dispneia (Maltser et al., 2017).

A neutropenia é a contagem absoluta de neutrófilos inferior a 500 mc/L. Quando induzida por quimioterapia, geralmente ocorre de 3 a 7 dias após a administração do fármaco. A neutropenia predispõe os pacientes à infecção. A neutropenia em si não causa qualquer sintoma, sendo descoberta por exame de sangue ou quando se desenvolve uma infecção. Locais primários de infecção podem ser: trato gastrointestinal, seios da face, pulmões e pele. Não existem evidências convincentes de que as intervenções de Fisioterapia sejam contraindicadas na neutropenia, mas o Fisioterapeuta deve estar atento a sintomas de fadiga, mal-estar, tontura ou letargia e respeitar o limite do paciente (Mylotte et al., 2000).

PREDISPOSIÇÃO A INFECÇÕES

O comprometimento hematológico pode resultar em citopenias que aumentam o risco de infecção, comprometem a função metabólica e alteram as respostas fisiológicas ao exercício orientado pelo fisioterapeuta. As infecções neutropênicas são uma das principais causas de morbidade e indivíduos em tratamento oncológico. As infecções comuns incluem sepse, celulite, pneumonia, infecções do trato urinário e colite. Durante a intervenção fisioterapêutica, o profissional deve estar atento ao monitoramento dos pacientes em risco para sinais precoces e sintomas de infecção, para que o atendimento do fisioterapeuta seja adjuvante à recuperação do paciente (Maltser et al., 2017).

TRATAMENTO ADJUVANTE E SUAS COMPLICAÇÕES NO PACIENTE CRÍTICO

O tratamento adjuvante é aquele após a realização da cirurgia, em que há a intenção curativa da doença, pode ser por meio de quimioterapia, radioterapia e imunoterapia. O tratamento adjuvante fundamenta-se na eliminação de células tumorais residuais no campo operatório ou à distância (Lopes *et al.*, 2013; Obi *et al.*, 2018).

No campo da quimioterapia, há uma grande preocupação relacionada com a cardiotoxicidade induzida por quimioterápicos, pois podem levar à interrupção imediata do tratamento. Já a longo prazo podem levar a alterações cardíacas irreversíveis. Os oncologistas buscam tratar o paciente com a menor toxicidade possível.

A ocorrência da toxicidade cardíaca varia de 5 a 30%, sendo comum nos pacientes com os seguintes fatores de risco: prévia disfunção ventricular, hipertensão arterial, idade avançada, diabetes, radioterapia em região de mediastino e uso de quimioterapia (Singal; Iliskovic, 1998; Swain *et al.*, 2003).

A cardiotoxicidade pode depender da dose cumulativa da quimioterapia administrada ou ocorrer de modo independente. Dessa forma, há três tipos de cardiotoxicidade: aguda, subaguda ou crônica. A cardiotoxicidade aguda e a subaguda são formas raras que ocorrem, imediatamente, após dose única do antracíclico, ou podem surgir manifestações clínicas em até duas semanas do tratamento. São definidas por alterações súbitas na repolarização ventricular, alterações no intervalo Q-T, arritmias supraventriculares e ventriculares, síndromes coronarianas agudas e miocardite. A cardiotoxicidade crônica pode ocorrer dentro do primeiro ano ao término da quimioterapia, e após um ano do fármaco. A manifestação mais típica de cardiotoxicidade crônica é a disfunção ventricular que pode levar à insuficiência cardíaca congestiva (Albini *et al.*, 2010).

A quimioterapia pode levar ao quadro de sarcopenia, que é a principal característica da caquexia do câncer, definida como perda de força, perda de massa muscular e diminuição da tolerância ao esforço e velocidade de marcha. Podem surgir em pacientes submetidos à quimioterapia e/ou radioterapia, que levam a náusea, vômito, fadiga, dor e perda do paladar (Vega *et al.*, 2016).

Muitos pacientes submetidos a intenso tratamento quimioterápico, como, por exemplo, os casos de leucemia aguda e linfoma agressivo, podem ser acometidos pelos eventos adversos dos fármacos, bem como a infecções em decorrência de imunossupressão, aplasia e fadiga acentuada (Elter *et al.*, 2009).

Para minimizar os efeitos do tratamento oncológico, estudos têm demonstrado a importância de exercícios físicos para controle dos declínios fisiológicos, metabólicos e funcionais ocorridos pelo tratamento (Stefani *et al.*, 2017). Paciente internado em uma unidade de terapia intensiva, quando mobilizado precocemente, apresenta melhora de função inspiratória e funcionalidade (Feliciano *et al.*, 2012).

A imunoterapia alavancou o tratamento oncológico em algumas neoplasias malignas como o melanoma (Zhu *et al.*, 2016), de pulmão (de não pequenas células) (Gomes *et al.*, 2018), de mama (Milani *et al.*, 2013) e de estômago (Wang *et al.*, 2018). Em decorrência do tratamento com a imunoterapia, surgiu uma nova categoria de efeitos colaterais, denominada "efeitos adversos relacionados com o sistema imune"; isso ocorre porque durante o período do tratamento imunoterápico pode haver inflamação de demais órgãos que não sejam a lesão-alvo do tratamento do câncer (Zhu *et al.*, 2016). A toxicidade mais comum é a dermatológica, pelo prurido ou erupção cutânea, bem como diarreia, hepatotoxicidade e hipofisite. No entanto, podem surgir eventos adversos menos comuns: no pulmão há ocorrência de processos inflamatórios como pneumonite e sarcoidose; no rim, o surgimento de insuficiência renal; síndromes hematológicas como neutropenia e aplasia eritrocitária também podem ocorrer (Postow, 2015). Os Fisioterapeutas que atuam em emergência e terapia intensiva, diante de um paciente oncológico em tratamento pela imunoterapia, muitas vezes parecem estar diante de um caso de progressão de doença, o que não ocorre de fato – é uma falsa progressão, pois estão, na verdade, diante dos eventos adversos que a imunoterapia pode ocasionar. Na prática clínica, observa-se que esses pacientes, ao se recuperarem desses eventos, prosseguem com o tratamento imunoterápico.

Na radioterapia, dentre os efeitos adversos que podem ocorrer, aqueles que mais frequentemente levam um paciente a ser internado no CTI geralmente são por radioterapia realizada no tórax. Pode ocorrer toxicidade cardíaca (Obi *et al.*, 2018; Swain *et al.*, 2003) e pulmonar, como a pneumonite (Tamiya *et al.*, 2017), além de doença pulmonar obstrutiva e restritiva (Stenehjem *et al.*, 2018).

Dessa forma, o tratamento adjuvante pode levar a alterações cardíacas, renais e pulmonares que são eventos adversos que demandam cuidados de terapia intensiva para a resolução clínica, para que o paciente, após alta da unidade de terapia intensiva, possa prosseguir com o tratamento adjuvante para não perder a eficácia do tratamento oncológico.

REFERÊNCIAS BIBLIOGRÁFICAS

Maltser S *et al.* A focused review of safety considerations in cancer rehabilitation. *PMR* 2017 Sep.;9(9):S415-S428.

Taylor R, Manganaro L, O'Brien J. Impact of allogenic packed red blood cell transfusion on nosocomial infection rates in the critically ill patient. *Crit Care Med* 2002;30:2249-54.

Xavier D. A Fisioterapia onco-funcional para a graduação. *Manaus*: [s.n.], 2011.

Gomes K *et al.* Avaliação do hematócrito e da proteína plasmática em sangues hemodiluídos. *Rev Cient Eletr Med Vet* 2007;9:1-5.

Barbosa A, Sztajnbok J. Distúrbios hidroeletrolíticos. *J Pediatr* 1999;75(Supl. 2):S223-S234.

Consensus Committee of Chemoterapy Induced Thrombocytopenia, Chinese Society of Clinical Oncology. Consensus on clinical diagnosis, treatment and prevention management of chemotherapy induced thrombocytopenia in China (2018). *Zhonghua Zhong Liu Za Zhi* 2018;40(9):714-20.

Mylotte JM et al. Epidemiology of nosocomial infection and resistant organisms in patients admitted for the first time to an acute rehabilitation unit. *Clin Infect Dis* 2000 Mar 1;30(3):425-32.

Lopes A, Chammas R, Iyeyasu H. *Oncologia para graduação*, 3. ed. São Paulo: Lemar, 2013.

Obi N et al. Associations between adjuvant radiotherapy and different causes of death in a German breast cancer cohort. *Breast* 2018 Abr;38:75-80.

Singal PK, Iliskovic N. Doxorubicin-induced cardiomyopathy. *N Engl J Med* 1998 Sep;339(13):900-5.

Swain SM, Whaley FS, Ewer MS. Congestive heart failure in patients treated with doxorubicin: A retrospective analysis of three trials. *Cancer* 2003 Jun 1;97(11):2869-79.

Albini A et al. Cardiotoxicity of anticancer drugs: the need for cardio-oncology and cardio-oncological prevention. *J Nat Cancer Inst* 2010 Jan. 6;102(1):14-25.

Vega MC et al. Sarcopenia and chemotherapy-mediated toxicity. *Einstein* (São Paulo) 2016;14(4):580-4.

Elter T et al. Is physical exercise possible in patients with critical cytopenia undergoing intensive chemotherapy for acute leukaemia or aggressive lymphoma? *Int J Hematol* 2009 Sep.;90(2):199-204.

Stefani L, Galanti G, Klika R. Clinical implementation of exercise guidelines for cancer patients: adaptation of acsm's guidelines to the italian model. *J Funct Morphol Kinesiol* 2017 Jan;13;2(1):4.

Feliciano V et al. A influência da mobilização precoce no tempo de internamento na Unidade de Terapia Intensiva. *ASSOBRAFIR Ciência* 2012;3(2):31-42.

Zhu Z, Liu W, Gotlieb V. The rapidly evolving therapies for advanced melanoma— Towards immunotherapy, molecular targeted therapy, and beyond. *Crit Rev Oncol Hematol* 2016 Mar;99:91-9.

Gomes F et al. The role of targeted agents and immunotherapy in older patients with non-small cell lung cancer. *Drugs Aging* 2018 Sep.;35(9):819-834.

Milani A et al. Active immunotherapy in HER2 overexpressing breast cancer: current status and future perspectives. *Ann Oncol* 2013 July;24(7):1740-8.

Wang X et al. Cytokine-induced killer cell/dendritic cell–cytokine-induced killer cell immunotherapy for the postoperative treatment of gastric cancer: A systematic review and meta-analysis. *Medicine* 2018 Sep;97(36):e12230.

Postow MA. Managing immune checkpoint-blocking antibody side effects. *American Soc Clin Oncol Educ Book* 2015;35:76-83.

Tamiya A et al. Correlation of radiation pneumonitis history before nivolumab with onset of interstitial lung disease and progression-free survival of patients with pre-treated advanced non-small cell lung cancer. *Anticancer Res* 2017 Sep. 6;37(9).

Stenehjem JS et al. Obstructive and restrictive pulmonary dysfunction in long-term lymphoma survivors after high-dose therapy with autologous stem cell transplantation. *Acta Oncol* 2018 Jun 3;57(6):773-81.

ATUAÇÃO DA FISIOTERAPIA EM ONCOLOGIA NA UTI

CAPÍTULO 3

Ana Cristina Machado Leão
Carla Marzullo Plens

RECEPÇÃO INICIAL DO PACIENTE ONCOLÓGICO NA UTI
Avaliação Inicial

A avaliação inicial de um paciente internado em unidade de terapia intensiva tem como objetivos o estabelecimento de contato entre o examinador e o paciente, a identificação de problemas, elaboração do diagnóstico e o desenvolvimento de um plano de tratamento fisioterapêutico. Esta avaliação deve ser rotineira para verificação se os objetivos estão sendo alcançados, assim como para monitorização de mudanças de sintomas e presença de novas alterações (Wilkins *et al.*, 2009; Sarmento, 2015).

As principais causas de admissão de pacientes oncológicos nas UTIs são pós-operatório, complicações relacionadas com a doença ou com o tratamento específico (acometimento de vias aéreas pelo tumor, eventos tromboembólicos, sepse e síndrome de lise tumoral), insuficiência respiratória, complicações neurológicas, cardiovasculares e renais/metabólicas, além de descompensação de comorbidades prévias (Soares *et al.*, 2010; Sakr *et al.*, 2015).

Sintomas Respiratórios e Queixa de Dor

Sintomas respiratórios como dispneia, tosse e produção de secreções são frequentes nestes pacientes críticos e demandam avaliação e intervenção fisioterapêuticas (Wilkins *et al.*, 2009; Sarmento, 2015). A dor é um sintoma também frequentemente apresentado por pacientes oncológicos, com possível impacto no padrão respiratório.

A **dispneia** pode ser definida como uma experiência subjetiva de desconforto respiratório, relatada pelo paciente e que varia individualmente em intensidade. Múltiplos fatores fisiológicos, psicológicos, sociais e ambientais podem estar envolvidos na origem da queixa. De 20 a 80% dos pacientes com câncer avançado apresentam dispneia de moderada a grave, que pode estar presente mesmo em repouso (ATS, 1999; Meriggi, 2018).

Aumento na frequência ou no trabalho respiratório podem estar associados à queixa de dispneia. Quadros de hipoxemia, acidose, febre, aumento na atividade física, anemia ou ansiedade podem provocar elevação da frequência respiratória. Condições de restrição de expansão torácica ou pulmonar, obstrução ou estreitamento de vias aéreas são causas para o aumento do trabalho respiratório. A dispneia pode ser avaliada em repouso e movimento, em pacientes que estejam alertas e orientados por meio de escalas como a de Borg Modificada (Quadro 3-1) (Wilkins *et al.*, 2009; Sarmento, 2009; Meriggi, 2018; Cavalcante *et al.*, 2008).

A **tosse** é uma manobra expiratória forçada, frequente em pacientes com comprometimento pulmonar. Inflamação, presença de muco, corpos estranhos ou gases nocivos nas vias aéreas são causas para a tosse. Sua eficácia depende da capacidade do paciente de realizar inspiração profunda, do potencial de retração de pulmões e caixa torácica, força muscular expiratória, assim como da resistência de vias aéreas. A identificação da tosse como produtiva ou não produtiva, aguda ou crônica e fatores ou períodos do dia desencadeantes auxiliam na determinação das causas.

O volume de **muco** produzido normalmente nas vias aéreas não é suficiente para estimular receptores de tosse, é movido para a hipofaringe pela movimentação ciliar para expectoração ou deglutição. Em doenças de vias aéreas, a produção de muco aumenta. A restrição ao leito do paciente crítico,

Quadro 3-1. Escala de Borg Modificada Usada no Brasil

0	Nenhuma
0,5	Muito, muito leve
1	Muito leve
2	Leve
3	Moderada
4	Pouco intensa
5	Intensa
6	
7	Muito intensa
8	
9	Muito, muito intensa
10	Máxima

Fonte: *Cavalcante et al.* (2008)

assim consequente redução de força muscular, intubação endotraqueal e piora da ventilação, contribuem para a redução do fluxo mucociliar e capacidade de expectoração e consequentemente para o acúmulo de secreção em vias aéreas e aumento do trabalho respiratório. Devem ser levados em consideração os seguintes aspectos da secreção traqueal:

- *Volume:* pode indicar evolução de doenças do sistema respiratório.
- *Aspecto:* purulento (infecções bacterianas), mucoide (processos inflamatórios ou virais), hemático (envolvimento de vias aéreas por tumor, alterações de coagulação com consequente hemorragia alveolar, pós trauma torácico, embolia pulmonar), róseo (característico de edema agudo pulmonar).
- *Viscosidade:* fluida ou espessa.
- *Odor:* odor fétido é característica de infecções bacterianas (McCool, 2016; Wilkins *et al.*, 2009; Sarmento, 2015, Andrade *et al.*, 2010).

A **dor** é um sintoma prevalente em pacientes com câncer, afeta aproximadamente 40% destes após tratamento curativo, 55% durante o tratamento oncológico específico e 66% dos pacientes em estágios avançados e terminais da doença, como identificado em uma revisão sistemática publicada recentemente (Van Everdingen *et al.*, 2016).

Gupta *et al.* (2015) identificaram que 75,4% dos pacientes oncológicos admitidos em UTI apresentam queixa de dor, sendo 62,7% classificada como moderada ou grave, 49% indicaram a dor como o sintoma mais angustiante na admissão e 80% relataram que a dor prejudicava o padrão de sono. A avaliação inadequada da dor é uma das principais causas de controle precário deste sintoma, o que ocorre em aproximadamente 50% dos casos e pode originar ou potencializar outros sintomas como fadiga e distúrbios de humor (Neufeld, 2017; Van Everdingen *et al.*, 2016). Pacientes com tumores de pulmão, cabeça e pescoço, gastrintestinais, hematológicos e geniturinários são os que mais frequentemente apresentam queixa de dor (Peng *et al.*, 2006; Van Everdingern, 2007; Van Everdingen *et al.*, 2016).

Quando possível, características além da intensidade da **dor** devem ser questionadas, como localização, frequência, fatores associados à piora ou alívio do quadro, tratamento realizado atualmente e resposta a tratamentos anteriores. Estas informações facilitam o entendimento da queixa em um determinado contexto e são importantes para a elaboração do plano terapêutico (NCCN, 2014; Wiermann *et al.*, 2014).

O indivíduo hospitalizado possui diversos fatores que podem influenciar seu estado psicológico e com isso alterar ou intensificar sua representação de dor, como o medo de se submeter a certos procedimentos, medo da morte e de estar longe da família, por exemplo. Os pacientes internados em unidades de terapia intensiva (UTIs) dificilmente conseguem expressar sua dor. Isso se deve à gama de sedativos que recebem por conta de sua condição clínica.

A maioria deste tipo de paciente experimenta dor, medo e ansiedade, o que pode retardar a recuperação e a liberação da ventilação mecânica. Desta forma, o alívio da dor mostra-se essencial para a recuperação adequada (Fortunato *et al.*, 2013).

Podem ser aplicadas várias ferramentas para avaliação da dor nas UTIs. As mais utilizadas são: escala visual analógica (EVA) (Anexo 5), instrumento elegível para mensurar a intensidade da dor em pacientes conscientes, os valores variando de 0 (nenhuma dor) a 10 (dor intensa), e a BPS (*Behavioral Pain Scale*) (Anexo 5) usada para avaliar a dor em pacientes sedados e inconscientes sob ventilação mecânica, que consiste na avaliação de três aspectos: expressão facial, movimentos corporais e tolerância à ventilação mecânica e permite definir a intensidade da dor entre 3 pontos (nenhuma dor) e 12 pontos (a maior intensidade de dor). Se o escore for maior que 6 é considerado inaceitável (Fortunato *et al.*, 2013).

A intensidade e variedade de sintomas apresentados por pacientes oncológicos é frequentemente considerada maior do que em pacientes não oncológicos. Deshields *et al.* (2017) compararam a apresentação dos sintomas em 859 pacientes oncológicos (em fase não terminal) e não oncológicos que recebiam cuidados de saúde em uma cidade nos Estados Unidos. A frequência e intensidade de sintomas físicos e psicológicos foi analisada, entre estes: alterações no sono, dispneia, náusea, irritabilidade, vômitos, tosse, falta de apetite, perda de peso, dor e edemas. Os resultados encontrados confirmaram que os pacientes oncológicos relatam maior carga de sintomas do que os não oncológicos, tanto em diversidade quanto em intensidade. A percepção de dor, ao contrário do esperado, se apresentou maior no grupo de pacientes não oncológicos. Os autores destacaram que pacientes em fases avançadas de câncer foram excluídos da pesquisa.

Questionar a presença de sintomas deve fazer parte da avaliação fisioterapêutica inicial do paciente crítico, já que pode influenciar na atividade motora e mesmo no padrão ventilatório.

Sedação e Nível de Consciência

A consciência pode ser compreendida em duas dimensões: ativação e cognição. A ativação é uma função mantida por estruturas no tronco encefálico e no tálamo. Já as funções cognitivas dependem do córtex cerebral e de núcleos subcorticais intactos. O rebaixamento do nível de consciência, pode ser identificado como torpor ou hipersonia. Estados de turvação da consciência são caracterizados por confusão mental e *delirium*. Estas alterações sugerem a presença de condições que afetam diretamente o sistema nervoso central ou exercem influência sobre ele (Campbell, 2007).

As principais alterações no nível de consciência podem ser classificadas como:

- *Coma:* inconsciência, ausência de resposta a quaisquer estímulos.
- *Confusão:* alteração da atenção e diálogo incoerente.
- *Delirium:* confusão associada à oscilação entre agitação psicomotora e quietude.
- *Obnubilação:* redução e lentificação na percepção e compreensão, responde apropriadamente quando desperto (Wilkins *et al.*, 2009).

A escala de coma de Glasgow, é uma escala numérica, desenvolvida em 1974 por dois professores de neurologia da University of Glasgow, Bryan Jennett e Graham Teasdale, para avaliação das alterações de nível de consciência e coma.

A escala considera três fatores principais e determina uma pontuação de acordo com o nível de consciência apontada em cada um desses casos (espontaneamente ou por meio de estímulo). São eles: **abertura ocular, resposta verbal e melhor resposta motora,** com pontuação total variando entre 3 e 15.

A publicação de 2018 indica mais um ponto a ser observado: a **reatividade pupilar (RP)**, com pontuação variando entre 0 e 2, sendo **0 para RP Completa** (as duas pupilas reagem ao estímulo de luz), **1 para RP parcial** (apenas uma pupila reage ao estímulo de luz) e **2 para RP inexistente** (nenhuma pupila reage ao estímulo de luz). A RP deve ser verificada após a avaliação dos três outros fatores e o resultado deve ser subtraído do valor obtido anteriormente, gerando um resultado final mais preciso. Quanto menor o valor, menor o nível de consciência do paciente, caracterizando coma profundo ou superficial. Resultado ≤ 8 é indicativo de intubação e valor de 15 indica nível de consciência dentro da normalidade (Brennan *et al.*, 2018).

A escala de coma de Glasgow com resposta pupilar (ECG-P) (Anexo 1) foi descrita em 2018 em resposta ao desejo de um único índice que combinasse a escala de Coma com a reatividade pupilar como reflexo da função do tronco cerebral. Os valores possíveis variam de 1 a 15, refletindo uma faixa estendida de gravidade e podem ser particularmente úteis no prognóstico (Brennan *et al.*, 2018).

As UTIs são ambientes potencialmente estressantes, com prejuízo ao sono e prevalência de dor e ansiedade. Sedação e analgesia são adotadas frequentemente para contornar estas situações, além de serem aplicadas para facilitação da intubação endotraqueal, eliminação da dor e melhora da sincronia entre o paciente e o ventilador mecânico no suporte ventilatório invasivo. A administração contínua destes medicamentos, por outro lado, está associada a aumento do tempo em ventilação mecânica e a permanência na UTI e consequentemente ao aumento da morbidade, mortalidade e dos custos (Sarmento, 2015; Andrade *et al.*, 2010).

Para evitar níveis de sedação insuficientes ou excessivos, o tratamento dos pacientes críticos sob sedação e analgesia deve ser regularmente avaliado. Com este objetivo, a escala de RASS (*Richmond Agitation and Sedation Scale*)

(Anexo 1) pode ser aplicada. A RASS é uma escala composta por dez pontos, divididos em quatro níveis de ansiedade ou agitação e cinco níveis de sedação, além do nível zero que representa um paciente desperto e tranquilo (Sessler *et al.*, 2002; Namigar; Serapa, 2017). Um estudo recente (Namigar; Serapa, 2017) investigou a correlação entre diferentes escalas para avaliação do nível de agitação e sedação. Os autores concluíram que essas ferramentas podem, portanto, ser usadas pela equipe de UTI para garantir o conforto do paciente sem o excesso de sedação.

Avaliação de Força e Tônus Muscular

No momento da admissão de um paciente oncológico na UTI, alterações de força e tônus muscular, além de coordenação motora podem estar presentes. Estas alterações podem ser resultado de prejuízos nutricionais, do uso prolongado de corticosteroides, de ressecções neurocirúrgicas, de danos do tratamento radioterápico sobre o sistema nervoso, de compressão medular ou mesmo como consequência da inatividade. Estas alterações podem ser agravadas pela imobilidade durante o período de permanência na UTI (Andrade *et al.*, 2010; Leão *et al.*, 2015).

A **força muscular periférica** pode ser mensurada pela escala proposta pelo **Medical Research Council** (MRC) (Anexo 2), desenvolvida para aplicação em pacientes acamados (De Jonghe *et al.*, 2005). Entretanto, a necessidade de atenção e colaboração do paciente, como para qualquer avaliação de força muscular, impossibilita a sua aplicação para indivíduos sob sedação.

A avaliação do **tônus muscular** é realizada por meio da movimentação articular passiva e a resistência ao movimento é identificada. Não há método quantitativo para essa análise e o paciente deve estar cooperativo e relaxado. São testadas diferentes velocidades e angulações, com comparação entre membros. As alterações de tônus são provocadas por lesões em diferentes níveis do sistema nervoso e caracterizadas por hipo ou hipertonia (Campbell, 2007).

- *Hipertonia:* aumento da resistência durante a movimentação passiva do segmento. Na dependência da região afetada, apresenta-se como estasticidade ou rigidez.
  - Espasticidade: originada de lesão em vias corticoespinhais. Apresenta como características a não uniformidade da resistência ao longo da amplitude de movimento (fenômeno do canivete), variação da resistência com o aumento da velocidade na movimentação passiva, acometimento de músculos antigravitacionais
  - Rigidez: ocorre principalmente em lesões que afetam núcleos da base, afeta os músculos difusamente, igualmente presente em toda a amplitude de movimento e não há variação da resistência com alteração na velocidade de movimentação do segmento.

- *Hipotonia:* redução da resistência à movimentação articular passiva. Provocada por alterações periféricas (na unidade motora) ou centrais (p. ex., disfunções cerebelares ou algumas lesões de lobo parietal e agudamente após lesão de vias corticoespinhais) (Campbell, 2007).

Avaliação de Sinais Vitais

Aferição de temperatura corporal, frequência cardíaca, frequência respiratória e pressão arterial são as mais frequentemente utilizadas, de mais simples realização e capazes de fornecer informações úteis sobre a condição clínica do paciente. Normalização dos sinais vitais pode indicar efeitos positivos de uma terapia aplicada (Wilkins *et al.*, 2009). O oposto, pode ser indicativo de insucesso de outra, interpretado como sinais de intolerância no teste de respiração espontânea por exemplo.

A verificação dos sinais vitais deve ser realizada antes, durante e após qualquer conduta do fisioterapeuta.

SUPORTE PARA OXIGENAÇÃO E VENTILAÇÃO

A adequação da ventilação, a correção de quadros de hipoxemia, bem como a prevenção e correção de hipercapnia são fundamentais para garantir a vida de pacientes em insuficiência respiratória aguda (IRpA). Nestes casos, a suplementação de oxigênio ou ventilação com pressão positiva podem ser necessárias. A ventilação por pressão positiva pode ser oferecida por tubo endotraqueal (ventilação mecânica invasiva, VMI) ou por meio de interfaces não invasivas, como máscara nasal ou facial (ventilação mecânica não invasiva, VNI). A suplementação de oxigênio pode ser oferecida por meio de máscaras tipo tenda, cateteres nasais ou por equipamentos de alto fluxo de ar, acoplados à dispositivos tipo prongas nasais.

Ventilação Mecânica Invasiva

A implementação da estratégia ventilatória invasiva envolve risco de desenvolvimento de complicações agudas ou crônicas. A gravidade dessas complicações pode ser potencializada pela condição de imunossupressão, característica de pacientes oncológicos. Broncoaspiração, intubação seletiva com consequente atelectasia e barotrauma, intubação esofagiana, trauma em dentes, faringe, laringe, esôfago e traqueia, hemoptise e estenose traqueal, além de instabilidade hemodinâmica provocada por estimulação autonômica são algumas das complicações possivelmente apresentadas agudamente. A superfície do tubo endotraqueal é ainda, meio para colonização de bactérias, favorecendo a instalação de processos infecciosos. Os episódios de aspiração de secreções, podem irritar a mucosa de vias aéreas inferiores, provocando desconforto, edema e aumento na produção de muco (Namendys-Silva *et al.*, 2010; Donatelli *et al.*, 2015).

Devem também ser considerados o desconforto imposto ao paciente, pela presença do tubo orotraqueal e a impossibilidade de alimentar e comunicar-se, que contribuem para a sensação de incapacidade, isolamento e ansiedade. Esses fatores aumentam a necessidade de sedação, o que prolonga o tempo de desmame ventilatório e retarda a alta da UTI (Namendys-Silva et al., 2010). Complicações tardias também podem afetar esses pacientes. A paralisia das cordas vocais associada à intubação traumática, à VMI por tempo prolongado, ao posicionamento do balonete próximo às cordas vocais e a altas pressões no balonete, podendo levar à rouquidão, disfagia, estenose traqueal e traqueomalacia (Burns et al., 2014; Donatelli et al., 2015).

Considerando todos os riscos envolvidos na implementação de ventilação mecânica invasiva, a abordagem não invasiva deve ser sempre considerada, especialmente para grupos de pacientes imunocomprometidos, como os oncológicos. Ambas as estratégias ventilatórias exercem benefícios na melhora da troca gasosa em pacientes com falência respiratória hipoxêmica (Antonelli et al., 2001).

Ventilação Mecânica Não Invasiva

Ventilação não invasiva refere-se a oferta de assistência ventilatória de forma que não ultrapasse a via aérea superior (Bello et al., 2018). São aplicadas pressão positiva inspiratória, com objetivo de melhora na ventilação do paciente, e pressão positiva expiratória para manter vias aéreas e alvéolos abertos e consequentemente promover melhora da oxigenação (Diretrizes Brasileiras de VM, 2013).

Indicações Gerais e Utilização em Pacientes Oncológicos

As indicações gerais da ventilação não invasiva são redução da dispneia e do trabalho respiratório, melhora das trocas gasosas e evitar ou abreviar o tempo de ventilação mecânica invasiva para pacientes que apresentem sinais clínicos ou laboratoriais de insuficiência respiratória (Knobel, 2016).

De acordo com as Diretrizes Brasileiras de Ventilação Mecânica (2013), sendo excluídas as contraindicações para a utilização de VNI (Quadro 3-2), os pacientes com incapacidade de manter ventilação espontânea (Volume minuto > 4 lpm, $PaCO_2$ < 50 mmHg e pH > 7,25) devem iniciar seu uso com dois níveis de pressão, com a pressão inspiratória suficiente para manter um processo de ventilação adequada, visando impedir a progressão para fadiga muscular e/ou parada respiratória.

A VNI é uma estratégia ventilatória que evita as complicações relacionadas com a VMI, previne aquelas relacionadas com a intubação endotraqueal, reduz o desconforto sofrido pelo paciente e mantém os mecanismos de proteção de vias aéreas (Bello et al., 2018).

Existem evidências que ambas as estratégias ventilatórias exercem benefícios na melhora da troca gasosa em pacientes com falência respiratória hipoxêmica (Antonelli et al., 2001; Leão et al., 2015).

Quadro 3-2. Contraindicações a VNI

Absolutas (sempre evitar)
- Necessidade de intubação de emergência
- Parada cardíaca ou respiratória

Relativas (analisar, caso a caso, risco × benefício)
- Incapacidade de cooperar, proteger as vias aéreas ou secreções abundantes
- Rebaixamento de nível de consciência (exceto acidose hipercápnica em DPOC)
- Falências orgânicas não respiratórias (encefalopatia, arritmias malignas ou hemorragia digestiva grave com instabilidade hemodinâmica)
- Cirurgia facial ou neurológica
- Trauma ou deformidade facial
- Alto risco de aspiração
- Obstrução de vias aéreas superiores
- Anastomose de esôfago recente (evitar pressurização acima de 20 cm H_2O)

Fonte: *Diretrizes Brasileiras de Ventilação Mecânica*, 2013

O potencial para evitar a intubação endotraqueal, reduzindo assim a morbidade e mortalidade em pacientes com IRpA tem sido o principal motivo para a crescente utilização desta estratégia ventilatória em pacientes críticos nas últimas décadas (Bello *et al.*, 2018).

Um estudo recente conduzido em pacientes com IRpA admitidos em UTIs na França, identificou que a utilização de estratégia ventilatória não invasiva aumentou 42% entre 1997 e 2011 e ainda, que a implementação de VNI como terapia de primeira linha esteve associada à aumento na sobrevida em 60 dias e redução nas infecções adquiridas na UTI, quando comparado com à intubação endotraqueal como primeira escolha (Schnell *et al.*, 2014; Bello *et al.*, 2018).

No Brasil, estima-se que cerca de 20% dos pacientes em IRpA são tratados de forma não invasiva (Azevedo *et al.*, 2013; Knobel *et al.*, cap 73 p. 764). Os estudos indicam, de toda forma, uma forte tendência para o aumento da utilização de VNI em pacientes agudamente críticos e com uma variedade de condições, refletindo também a tendência atual de utilizar estratégias menos invasivas ao paciente durante seu tratamento na UTI (Knobel *et al.*, 2016).

A utilização de VNI é atualmente recomendada para pacientes com exacerbação de doença pulmonar obstrutiva crônica (DPOC), com doenças neuromusculares, com edema pulmonar cardiogênico, para a prevenção de falha pós extubação endotraqueal, para pacientes imunocomprometidos como forma de evitar a VMI e para pacientes em cuidado paliativo, para os quais as estratégias invasivas não sejam indicadas (Schnell *et al.*, 2014; Bello *et al.*, 2018).

Indivíduos imunossuprimidos, especialmente aqueles com aumentado risco para complicações associadas às condições infecciosas e à intubação endotraqueal para VMI, podem se beneficiar da implementação de VNI, já parece haver redução nas taxas de intubação e de mortalidade geral quando essa estratégia ventilatória é adotada (Nava *et al.*, 2004; Namendys *et al.*, 2010).

As indicações gerais do uso da VNI a curto prazo incluem (Namendys *et al.*, 2010):

- Alívio dos sintomas.
- Redução do trabalho ventilatório.
- Melhora da troca gasosa.
- Aumento do conforto do paciente.
- Evitar a intubação traqueal.

Como objetivos a longo prazo do uso da VNI (Namendys *et al.*, 2010):

- Melhora da qualidade e a duração do sono.
- Aumento da qualidade de vida.
- Melhora do *status* funcional.
- Aumento da sobrevida.

Na década de 1990, foi realizado um estudo pioneiro sobre a utilização de VNI em pacientes oncológicos (Meduri *et al.*, 1994). Tratava-se de um estudo observacional, no qual os autores aplicaram VNI em um grupo de 15 pacientes em fase terminal. Dois desses pacientes apresentaram IRpA e obtiveram melhora na taxa de oxigenação e na frequência respiratória (FR) rapidamente após a aplicação da VNI. Sendo assim, concluíram que a VNI é um método eficaz e confortável para pacientes com doença em fase terminal e IRpA. No primeiro estudo piloto, prospectivo sobre o uso da VNI em pacientes imunossuprimidos com doença hematológica maligna, foram recrutados 16 pacientes com IRpA (média PaO_2/FiO_2 = 85 mmHg) para serem tratados com VNI via máscara nasal. Quinze dos 16 pacientes apresentaram melhora significativa na gasometria arterial e na FR nas primeiras 24 horas de uso. Dessa forma, os autores concluíram que a VNI é segura e pode ser uma boa escolha de tratamento para a população selecionada de pacientes críticos que apresentam alta probabilidade de evoluir para VMI (Conti *et al.*, 1998 apud Leão, 2015).

Por outro lado, o uso da VNI em pacientes com IRpA grave também tem sido criticado, pois as taxas de insucesso de sua aplicação são próximas a 50% em pacientes imunossuprimidos, e ocorre alta mortalidade em pacientes que falharam na estratégia não invasiva e receberam VMI tardiamente (Lemiale *et al.*, 2014, apud Leão, 2015).

Métodos de Aplicação

Uma série de interfaces podem ser adotadas para o uso da VNI. A seleção da melhor interface para cada caso é definitiva para o sucesso da terapia. Atualmente, máscaras nasais, oronasais, nestas as faciais totais estão incluídas, e a interface tipo capacete são utilizadas.

Não existe, até o momento, padronização descrita na literatura a respeito do momento ideal para iniciar a VNI, qual tipo de interface a ser utilizada e qual o tempo ideal de aplicação da terapia para pacientes oncológicos. Por isso, torna-se difícil analisar um protocolo mais eficiente.

Detecção de Sucesso ou Insucesso da VNI

Apesar dos benefícios estabelecidos para a implementação de estratégia ventilatória não invasiva para pacientes oncológicos, o atraso na identificação de falha na sua utilização, assim como implementação tardia de VMI também estão associadas a aumento da mortalidade. Em pacientes hematológicos, a ocorrência de IRpA piora o prognóstico e dois fatores são definitivos para definição da sobrevida: presença de falha orgânica e a intubação tardia. Estudos feitos na última década mostram que a VNI tem efeito protetor, evita a VMI em aproximadamente 50% dos casos e diminui a mortalidade nessa população (Namendys et al., 2010; Molina et al., 2012; Lemiale et al., 2014; Burns et al., 2014, apud Leão, 2015).

Na tentativa de descrever os preditores que levam à falha da aplicação da VNI, um grupo heterogêneo de pacientes que apresentaram IRpA por hipoxemia foi avaliado quanto ao sucesso da estratégia ventilatória adotada. Destes, 30% falharam durante o tratamento da VNI, sendo a maior taxa de intubação, observada em pacientes com SDRA e pneumonia comunitária, enquanto a menor taxa foi verificada em pacientes com edema pulmonar cardiogênico. Fatores, como idade avançada, maior gravidade da doença e PaO_2/FiO_2 < 146 mmHg após uma hora de VNI, estão associados à falha desse procedimento (Antonelli et al., 2001, apud LEÃO, 2015).

Especificamente em pacientes com doença hematológica maligna, um estudo conduzido posteriormente demonstrou que, a falha da VNI para resolução da IRpA e a necessidade de VMI foi observada em mais da metade dos pacientes. Os autores apontaram os seguintes fatores de risco para a falha da VNI:

- Início tardio da aplicação.
- Aumento da FR durante a VNI.
- Diagnóstico de SDRA.
- Necessidade de administração de aminas vasopressoras.
- Hemodiálise.

A mortalidade hospitalar foi de 79%, e a incidência de infecções hospitalares, de 32% naqueles pacientes que falharam na tentativa de resolver a IRpA com VNI. Já para os que obtiveram sucesso com essa estratégia, a mortalidade foi de 41%, e 7% apresentaram infecções durante a internação na UTI (Adda et al., 2008, apud Leão, 2015).

Um estudo multicêntrico selecionou pacientes com diversas doenças hematológicas, sendo descritos como fatores de risco para falha da VNI, assim como nos estudos anteriores, a maior gravidade da doença e a presença de SDRA. Os autores observaram que a mortalidade foi maior nos pacientes que falharam após a utilização da VNI, quando comparados aos que necessitaram de intubação na admissão (61% *versus* 50%), sendo esta inferior nos pacientes que obtiveram sucesso na VNI (Gristina *et al.*, 2011).

Dessa forma, é definitiva a importância da criteriosa seleção de pacientes com maior chance na resolução do quadro de IRpA com aplicação de VNI. Com esse objetivo, foram sugeridas algumas recomendações para a seleção da estratégia ventilatória a ser inicialmente adotada em casos de IRpA hipoxêmica (Fig. 3-1) (Soares *et al.*, 2010).

Três aspectos parecem ser positivos para o sucesso da utilização de VNI (Schnell *et al.*, 2012):

- Adequada seleção dos pacientes que mais se beneficiariam dessa estratégia.

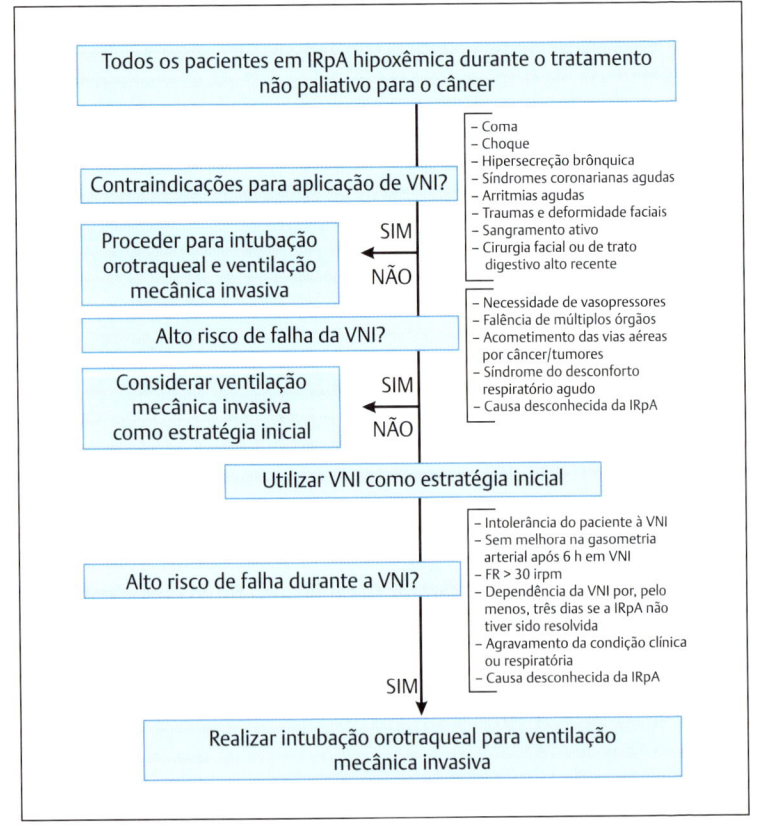

Fig. 3-1. Recomendações práticas para a seleção da estratégia ventilatória inicial em pacientes com câncer em IRpA hipoxêmica. Fonte: Leão *et al.*, 2015, adaptado de Soares *et al.* (2010).

- Identificação rigorosa da causa da IRpA.
- Reconhecimento precoce da resposta obtida (sucesso ou insucesso da terapia).

As contraindicações para a aplicação de VNI em pacientes oncológicos devem, de forma geral, seguir aquelas já aplicadas a outros grupos de pacientes (Quadro 3-2).

Cateter nasal de alto fluxo

A insuficiência respiratória aguda é uma das principais causas de internação em unidades de terapia intensiva, gerando aumento no tempo de permanência na unidade hospitalar e nos custos com despesas médicas (Corley *et al*, 2016). Pacientes imunologicamente comprometidos, como os oncológicos, podem evoluir para um quadro clínico de insuficiência respiratória aguda hipoxêmica e necessitar de suporte ventilatório invasivo, o que contribui para o aumento da mortalidade hospitalar (Kang *et al*, 2018). Por isso, a utilização de métodos não invasivos de ventilação em indivíduos imunocomprometidos objetiva evitar a intubação orotraqueal e, consequentemente, diminuir as taxas de mortalidade nesta população (Sklar *et al*, 2018).

O manejo da insuficiência respiratória aguda hipoxêmica envolve o tratamento do fator desencadeante do quadro clínico e oxigenoterapia. O fornecimento de oxigênio suplementar pode ser realizado por meio de cânulas nasais de baixo fluxo, cateter nasal de alto fluxo, ventilação invasiva e ventilação não invasiva (VNI) (Lee *et al*, 2016), sendo esta última considerada como estratégia de primeira linha a ser adotada em pacientes imunocomprometidos (Koyauchi T *et al*, 2018).

A oxigenoterapia por meio de cateter nasal de alto fluxo foi inicialmente empregada e ainda é muito utilizada na pediatria. Nos últimos anos, esta modalidade de suplementação de oxigênio tem sido mais explorada em pacientes adultos. Consiste em fornecer uma mistura de ar ambiente e oxigênio que é aquecida, umidificada e entregue ao paciente através de um sistema composto por umidificador/aquecedor, um circuito com aquecimento e por uma cânula nasal não oclusiva de grande calibre. É possível fornecer FiO_2 de 21% a 100% e fluxo de até 60 L/min (Lee *et al*, 2016).

O mecanismo de ação do cateter nasal de alto fluxo envolve um sistema que gera fluxo de gás maior que o pico de fluxo inspiratório do paciente, pois quanto maior for a taxa de fluxo de oxigênio, maior será a concentração de oxigênio inspirado e menos ar atmosférico entrará no sistema respiratório durante a inspiração. Além disso, é imprescindível que o gás seja umidificado, pois gases medicinais são armazenados desidratados e podem causar ressecamento e irritação das mucosas com prejuízo da função mucociliar. Também é necessário que o gás seja aquecido próximo à temperatura corpórea, porque a mucosa das vias aéreas não transfere calor de forma independente quando há um fluxo supra fisiológico de gás oxigênio. A velocidade de entrada do gás no sistema respiratório também é um fator importante, pois maiores velocidades fazem com que o gás alcance vias aéreas mais profundas e, assim, poderá haver geração de PEEP (Slain *et al*, 2017) (Fig. 3-2).

Os principais objetivos, vantagens e desvantagens relacionados ao emprego do cateter nasal de alto fluxo estão descritos no Quadro 3-3.

O uso do cateter nasal de alto fluxo como terapia substitutiva de outras modalidades de suporte ventilatório, principalmente da VNI, ainda é controverso. Existem estudos que comparam os benefícios do emprego de VNI precoce e da utilização de cateter nasal de alto fluxo em pacientes imunocomprometidos com quadro clínico de insuficiência respiratória aguda hipoxêmica, porém seus resultados apontam para a necessidade de uma avaliação criteriosa de cada caso, uma vez que o uso inadequado de ambas as terapias pode postergar a intubação orotraqueal e gerar resultados negativos, como o aumento da mortalidade (De Jong *et al*, 2018).

Alguns estudos relatam que não há superioridade na utilização de cateter nasal de alto fluxo em relação ao aumento de sobrevida e à redução de necessidade de intubação orotraqueal em pacientes imunologicamente comprometidos quando comparada à VNI ou à oxigenoterapia convencional (De Jong *et al*, 2018; Zhu *et al.*, 2017; Bocchile *et al*, 2018; Kim *et al*, 2017). Tais resultados podem estar relacionados com o aumento da sobrevida desses pacientes nas últimas décadas em virtude do advento de novas tecnologias e com a intubação tardia após a falha de oxigenoterapia ou de VNI (Kim *et al*, 2017).

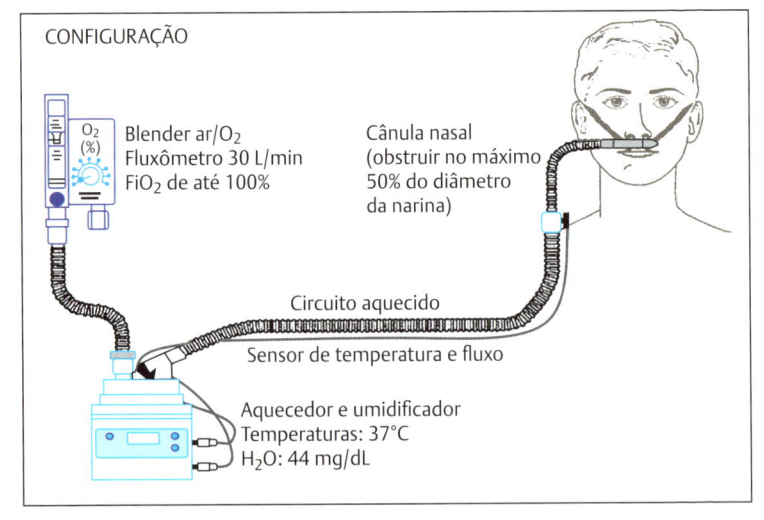

Fig. 3-2. Oxigenoterapia. Fonte: Adaptada de *Papazian et al*, 2016.

Quadro 3-3. Cânula ou Cateter Nasal de Alto Fluxo

OBJETIVOS	▪ Prevenir a intubação orotraqueal ▪ Reduzir a mortalidade ▪ Promover alívio da dispneia ▪ Fornecer alternativa terapêutica à VNI
VANTAGENS	▪ Fornece alto fluxo constante de oxigênio: FiO_2 entre 21% e 100%, e redução da diluição do gás ▪ Capacidade da pressurização das vias aéreas: pode gerar PEEP entre 5 e 7,5 cmH_2O ▪ Promove melhoria do padrão ventilatório e diminuição do trabalho respiratório por meio da redução da resistência da via aérea, com melhora da sincronia toraco-abdominal ▪ Eliminação do espaço morto anatômico nasofaríngeo ▪ Preserva a função mucociliar ▪ Realiza umidificação e aquecimento do gás fornecido: facilita a depuração da secreção, diminui o broncoespasmo e mantém a integridade da mucosa ▪ Maior tolerância pelo paciente ▪ Permite fornecimento de dieta ao paciente
DESVANTAGENS	▪ Paciente deve ter a capacidade de manter oclusão bucal ▪ Podem ocorrer complicações como epistaxe, irritação cutânea causada pela cânula, aerofagia e, mais raramente, pneumoencéfalo, pneumotórax e pneumomediastino

Fonte: Adaptado de Lee *et al*, 2016; Papazian *et al*, 2016; Slain *et al*, 2017.

Por outro lado, dois estudos apontam que o uso de cânula nasal de alto fluxo em comparação com o emprego da VNI e de outras modalidades de oxigenoterapia pode reduzir as taxas de intubação em pacientes com insuficiência respiratória (Lodeserto *et al*, 2018; Cortegiani *et al*, 2019).

Outro ponto importante é a inexistência de pesquisas relacionadas aos fatores preditores de falha de emprego do cateter nasal de alto fluxo em pacientes imunocomprometidos com insuficiência respiratória aguda (Kim *et al*, 2017).

Portanto, é necessário investir em mais estudos, uma vez que as evidências científicas existentes ainda são insuficientes para garantir a segurança do emprego do cateter nasal de alto fluxo no manejo da insuficiência respiratória aguda hipoxêmica (Corley *et al*, 2016).

RELAÇÃO ENTRE A ESTRATÉGIA VENTILATÓRIA INICIAL E MORTALIDADE

Desde a última década, diversos estudos têm indicado que a estratégia ventilatória inicialmente adotada em episódios de IRpA em pacientes imunossuprimidos determina o desfecho. Com esse objetivo, foi comparada a utilização de VNI com VMI para indivíduos imunossuprimidos em IRpA (Hilbert *et al.*, 2001;

Azoulay et al., 2001; Nava et al., 2004; Razlaf et al., 2012; Johnson et al., 2014; Namendys-Silva et al., 2015). Um trabalho publicado recentemente identificou que a taxa de mortalidade de pacientes com câncer admitidos em uma UTI foi de 23,4% durante os dois anos do estudo. Foram acompanhados 539 pacientes; destes, 49% apresentavam tumores sólidos e 51%, câncer hematológico. Considerando todos os pacientes do estudo, 66,4% necessitaram de VMI, e a maioria destes possuía doença hematológica (68,7%). A mortalidade desses pacientes com doença hematológica e que necessitaram de VMI foi de 73%. Já para os pacientes com tumores sólidos, a mortalidade foi de 34,3%. Os autores identificaram, ainda, que o tempo de internação na UTI relaciona-se, inversamente, com a sobrevida dos pacientes com câncer, de forma que, após 10 dias de internação, há aproximadamente 70% de probabilidade de sobrevivência de pacientes com tumores sólidos e cerca de 30% daqueles com doença hematológica submetidos à VMI (Namendys et al., 2015).

Os resultados obtidos até o momento, demonstraram que o uso da VNI, quando instituída de forma precoce e criteriosa, pode levar à redução da mortalidade em pacientes oncológicos. Entretanto, é essencial a observação do insucesso na utilização da terapia nas primeiras horas de uso. O retardo na identificação da falha dessa estratégia parece estar associado ao aumento na mortalidade dessa população. A VMI deve, portanto, ser considerada em alguns casos, principalmente para pacientes com doenças hematológicas e nos casos de insucesso da VNI (Depuyt et al., 2010; Lemiale et al., 2014).

PAPEL DO FISIOTERAPEUTA NAS EMERGÊNCIAS ONCOLÓGICAS

As emergências oncológicas podem ser o resultado do tumor primário, sua metástase, uma síndrome paraneoplásica ou reação à quimioterapia. Na maioria dessas situações, um alto grau de suspeita é necessário para permitir avaliação, diagnóstico e tratamento imediatos. Os exames de imagem desempenham um papel crucial para garantir um diagnóstico rápido, bem como auxiliar no tratamento terapêutico (Shenoy et al., 2017).

Os fisioterapeutas especialistas em oncologia devem ter conhecimento sobre questões de segurança relacionadas com a doença ou a progressão do câncer, bem como efeitos colaterais e eventos adversos graves associados a terapias antineoplásicas que podem impactar no cuidado. A identificação precoce e o gerenciamento de eventos adversos emergentes podem afetar a morbidade e a sobrevida (Maltser et al., 2017).

Durante o curso do tratamento do câncer, podem haver sinais de condições emergentes e a necessidade de cuidados para administrar o início súbito de eventos adversos graves. Essas emergências oncológicas devem ser reconhecidas pelos fisioterapeutas, a fim de promover o gerenciamento clínico agudo, de modo a limitar o impacto nos resultados.

Morris et al. categorizaram emergências oncológicas de acordo com o mecanismo de lesão e sistema de órgãos envolvidos e delinearam três categorias de emergências oncológicas: 1. estrutural e mecanicamente induzidas; 2. metabólicas e; 3. hematológicas (Maltser et al., 2017).

O Quadro 3-4 descreve os sintomas comuns de apresentação das condições associadas a essas categorias de emergências e suas implicações para os fisioterapeutas.

A ATUAÇÃO DO FISIOTERAPEUTA NO ABCDEF DO *BUNDLE* DA UTI

Evidências crescentes sugerem que há um componente iatrogênico que influencia a probabilidade de pacientes criticamente doentes desenvolverem *delirium* e fraqueza muscular adquirida na UTI. Essas comorbidades são comuns nestes pacientes e independentemente predizem aumento da mortalidade, do tempo de ventilação mecânica, do tempo de internação na UTI e imobilização no leito. Os efeitos de ambas as condições são frequentemente persistentes e incluem o declínio funcional e o comprometimento cognitivo em longo prazo. São necessárias estratégias para prevenir e/ou tratar o *delirium* e a fraqueza muscular adquirida na UTI (Balas et al., 2014).

O *bundle* ABCDEF da UTI é uma abordagem multiprofissional proposta para o manejo do *delirium* e da fraqueza muscular adquirida na UTI. Bundle é definido pelo Institute for Healthcare Improvement como um conjunto de práticas baseadas em evidências, geralmente constituído de 3 a 5 ações, que quando realizadas em conjunto e de forma reprodutível, resultam em melhores desfechos clínicos para os pacientes.

As diretrizes do *bundle* PAD (*Pain, Agitation e Delirium*) foram implementadas no *bundle* ABCDE pela coordenação do despertar diário e do desmame da ventilação mecânica (VM), escolha da sedação e analgesia, monitoramento do *delirium* e mobilização precoce com o objetivo de minimizar a sedação, tempo de ventilação mecânica, o *delirium* e a imobilidade na UTI. O "F", de Família envolvida no processo de reabilitação do paciente, foi a mais recente ação incluída baseada nos vários estudos envolvendo a família nos cuidados dos pacientes críticos (Balas MC et al., 2013; Ely, 2017).

Existem vários *bundles* na UTI com algumas semelhanças e outras diferenças, como o de PAV (pneumonia associada à ventilação), de sepse, de VM e nenhum inutiliza o outro, todos eles se somam com a finalidade de melhores resultados clínicos que são alcançados com a adesão de todas as ações e a participação integrada de todos os profissionais da UTI.

Estudos demonstraram que a implementação do *bundle* ABCDE foi eficaz e segura e resultou em resultados clínicos melhores, com tempo reduzido de VM, menos *delirium* e mais tempo gasto fora do leito em relação aos pacientes não tratados com esta abordagem (Balas et al., 2014; Trogrlić et al., 2015).

Quadro 3-4. Sintomas Comuns das Condições Associadas às Emergências Oncológicas e suas Implicações para os Fisioterapeutas

Condição	Sintomas presentes	Implicações na reabilitação
Estrutural e mecanicamente induzidas		
Compressão da medula espinal (CME)	<ul><li>Dor nas costas localizada, principalmente na região torácica</li><li>Dor torácica que aumenta com a posição supina, à noite, com o aumento da pressão torácica durante tosse, espirro ou ao se esticar</li><li>Fraqueza muscular abaixo da área de envolvimento da coluna vertebral</li></ul>	O agravamento da dor em uma posição supina ajuda a diferenciar a CME de outras formas de dor nas costas A dor é o sintoma mais frequente A identificação de CME antes do início da perda motora ou sensorial melhora a mobilidade funcional e os desfechos de mortalidade. Pacientes com CME estão em risco de infecções do trato urinário, TEV, úlceras de decúbito e pneumonia A avaliação da dor deve ser rotineira nas interações de reabilitação com avaliação concomitante da força muscular e das alterações sensoriais
Derrame pericárdico maligno	<ul><li>Em decorrência de tumor pericárdico primário (raro) ou doença pericárdica metastática associada a pulmão, mama, esôfago, linfoma, leucemia e melanoma</li><li>Derrame pericárdico resulta em aumento da pressão intrapericárdica, redução do débito cardíaco e tamponamento cardíaco</li><li>Dispneia, cianose, veias do pescoço ingurgitadas, ortopneia, tosse congestionada, fadiga, palpitações e queda da pressão arterial sistólica superior a 10 mmHg durante a inspiração</li><li>Hipotensão, taquicardia, pressão de pulso fino, diaforese</li></ul>	A avaliação frequente da frequência cardíaca, do estado hemodinâmico e respiratório, incluindo os níveis de oximetria, deve ser realizada durante o tratamento Avaliação da cor da pele e temperatura, pulsos periféricos devem ser rastreados Ter conhecimento de que mudanças no estado mental, confusão ou convulsões são, necessariamente, em decorrência da redução do fluxo sanguíneo cerebral Após um episódio de tamponamento cardíaco, os pacientes devem ter autorização médica antes de reiniciar novamente a reabilitação A reabilitação é indicada para proporcionar atividades de fortalecimento e condicionamento, higiene brônquica e posicionamento postural

(Continua.)

Quadro 3-4. *(Cont.)* Sintomas Comuns das Condições Associadas às Emergências Oncológicas e suas Implicações para os Fisioterapeutas

Condição	Sintomas presentes	Implicações na reabilitação
Estrutural e mecanicamente induzidas		
Síndrome da veia cava superior	▪ Edema na parte superior do tórax, face e pescoço. Distensão da veia jugular. Nos estágios iniciais, o edema piora de manhã e melhora ao longo do dia ▪ Dispneia, tosse seca ▪ Taquicardia, hipotensão, cianose, tosse, taquipneia ▪ Sintomas de sistema nervoso central; confusão, dor de cabeça e mudança na visão	O início é tipicamente lento e progressivo. O reconhecimento dos sintomas e a observação da mudança ao longo do tempo darão suporte ao diagnóstico diferencial Evite manobras de Valsalva com atividades e exercícios A resposta da frequência cardíaca à atividade pode estar comprometida. Use escala de percepção de esforço como medida autorrelatada mais sensível durante a atividade
Metabólicas		
Hipercalcemia	▪ Apresentação pode ser vaga e sintomas difusos ▪ O impacto no tecido nervoso e no tecido muscular resulta em constipação, letargia, fadiga, dor óssea, dor abdominal, poliúria, fraqueza muscular, confusão, *delirium*	O teste de diagnóstico inclui níveis séricos de cálcio ionizado. A taxa de aumento do nível de cálcio é mais importante do que o cálcio sérico absoluto na correlação com os sintomas Em condições severas, os indivíduos são relativamente pouco responsivos e a reabilitação pode não ser indicada Em condições leves a moderadas, os exercícios resistidos são recomendados juntamente com o condicionamento aeróbio geral Considerar dispositivos de assistência para segurança na deambulação. Avaliar e verificar mudanças no *status* mental e o impacto na segurança do paciente

(Continua.)

Quadro 3-4. *(Cont.)* Sintomas Comuns das Condições Associadas às Emergências Oncológicas e suas Implicações para os Fisioterapeutas

Condição	Sintomas presentes	Implicações na reabilitação
Metabólicas		
Síndrome de lise tumoral	<ul><li>Os sintomas podem incluir náuseas, vômitos, fadiga, letargia e artralgia</li><li>Início típico ocorre durante as primeiras 6 a 72 horas após o início da quimioterapia</li></ul>	Consciência de mudanças repentinas no estado do paciente, incluindo fraqueza, cãibras musculares, dispneia, alterações do sistema nervoso central, ritmos cardíacos irregulares Em ambientes de terapia intensiva, a mobilização progressiva precoce melhora a recuperação e mantém o *status* funcional após a alta
Hematológicas		
Neutropenia febril	<ul><li>Maior risco com contagem absoluta de neutrófilos abaixo de 500 c/mm³</li><li>Tendência de mudança na contagem absoluta de neutrófilos ao longo do tempo é mais importante que o valor absoluto</li><li>Presença de febre > 38,5º C ou > 37,8º C por mais de uma hora</li><li>Sintomas típicos de infecção, como vermelhidão, edema e feridas com exsudato são frequentemente ausentes</li></ul>	Reabilitação não é contraindicada Considerações sobre o uso de proteção, incluindo aventais, luvas, máscaras e redução do risco de transmissão de agentes infecciosos por lavagem das mãos, mantendo o equipamento limpo, reduzindo a exposição a alimentos crus e plantas vivas
Eventos tromboembólicos	<ul><li>Presença de trombose venosa profunda (TVP) com edema de extremidades, vermelhidão e dor intensa</li><li>Estes sintomas ocorrem mais comumente na extremidade inferior, mas também podem ocorrer nos braços</li><li>Embolia pulmonar presente com dispneia, taquicardia, crepitações, hemoptise, dor torácica, taquipneia e ansiedade</li></ul>	Protocolos de suporte para profilaxia de tromboembolismo venoso (TEV) incluindo dispositivos de compressão mecânica, com meias de compressão e bombas pneumáticas A deambulação é encorajada a reduzir o risco de desenvolvimento de TEV em populações de alto risco Consciência de intervenções farmacológicas que alteram a atividade plaquetária e a coagulação

Fonte: Maltser *et al.*, 2017

Quadro 3-5. ABCDEF da UTI

A	**A**ssess, Prevent, and Manage Pain = Avaliar, Prevenir e Controlar a Dor
B	**B**oth Spontaneous Awakening and Spontaneous Breathing Trials = Ambos protocolos de despertar diário e teste de respiração espontânea
C	**C**hoice of analgesia and sedation = Escolha adequada da sedação e analgesia
D	**D**elirium = Delirium: avaliar, prevenir e gerenciar
E	**E**arly mobility/Exercise = Exercício ou mobilização precoce
F	**F**amily engagement = Família envolvida e capacitada

O pacote tem componentes individuais que são claramente definidos, flexíveis de implementar e ajudam a capacitar clínicos e famílias multidisciplinares no cuidado compartilhado dos doentes graves. O *bundle* ABCDEF ajuda a orientar o atendimento ao paciente e otimizar a utilização dos recursos, resultando em pacientes mais interativos na UTI com dor melhor controlada, que podem participar com segurança de atividades físicas e cognitivas mais precoces no início de sua doença crítica (Marra *et al.*, 2017).

As ações que compõem o ABCDEF da UTI são apresentadas no Quadro 3-5.

Avaliar, Prevenir e Controlar a Dor

Pacientes internados em UTI geralmente apresentam dor, com incidência de até 50% em pacientes clínicos e cirúrgicos. Pacientes com comunicação ou capacidades cognitivas diminuídas correm o risco de experimentar níveis mais altos de dor. A dor é um sintoma clínico importante que requer diagnóstico e tratamento sistemáticos (Marr *et al.*, 2017).

A avaliação da dor é o primeiro passo antes de administrar o alívio da dor. O importante para prevenir a dor é reconhecer os procedimentos dolorosos mais comuns na UTI, como a remoção de drenos, o tratamento das feridas, e a inserção de acessos e administrar analgesia e/ou intervenções não farmacológicas pré-procedimento. A avaliação da dor muitas vezes é realizada apenas 35% das vezes antes dos procedimentos na UTI (Barr *et al.*, 2013).

Dentre as ferramentas para se avaliar a dor, o autorrelato do paciente com a escala visual/verbal numérica de dor (EVN) é considerado o padrão ouro para mensurar a intensidade da dor em pacientes conscientes. Os valores variam de 0 (nenhuma dor) a 10 (dor intensa) e é altamente recomendada por muitas sociedades nos cuidados críticos.

Na ausência de autorrelato do paciente, os indicadores comportamentais e fisiológicos observáveis tornam-se índices importantes para a avaliação da dor e a BPS (*Behavioral Pain Scale*) (Anexo 5) pode ser usada para avaliar a dor em pacientes sedados e inconscientes sob ventilação mecânica. Ela consiste na avaliação de três aspectos: expressão facial, movimentos corporais e tolerância à ventilação mecânica e permite definir a intensidade da dor entre 3 pontos (nenhuma dor) e 12 pontos (a maior intensidade de dor) (Morete *et al.*, 2014).

De acordo com as diretrizes do *bundle* PAD (*Pain, Agitation e Delirium*), os analgésicos devem ser administrados rotineiramente na presença de dor significativa (ou seja, EVN > 4 ou BPS > 5) e antes da realização de procedimentos dolorosos invasivos. Os opioides são agentes farmacológicos de primeira linha para o tratamento da dor não neuropática em pacientes gravemente enfermos.

Analgésicos não opiáceos devem ser usados como medicações adjuvantes da dor para reduzir o incremento das doses de opioides e os efeitos colaterais dos mesmos. O uso de analgesia regional em pacientes de UTI é limitado ao uso de analgesia peridural em subpopulações específicas de pacientes cirúrgicos e em pacientes com fratura de costela traumática (Marra *et al.*, 2017).

De acordo com a Sociedade de Medicina Intensiva, as estratégias não farmacológicas são frequentemente eficazes e seguras e desempenham um papel importante no gerenciamento da dor e agitação. Dentre elas: órteses para estabilização da lesão, reposicionamento do paciente no leito, uso de calor/frio, massagem/toque terapêutico, técnicas de relaxamento, musicoterapia e orientação e educação do paciente (Ely, 2017).

Protocolos de Despertar Diário e Teste de Respiração Espontânea

O protocolo de desmame da VM (tempo maior que 24 h) deve ser conduzido exclusivamente por fisioterapeutas e o protocolo de despertar diário conduzido pela enfermagem. Ambos protocolos devem ser realizados de forma sequencial e conjunta.

O fisioterapeuta deve conhecer a escala de avaliação do nível de sedação e agitação, os protocolos de sedação e analgesia e as principais características dos sedativos e analgésicos utilizados na UTI que participa como equipe e deve comunicar a enfermagem para desligar a sedação do paciente que esteja no protocolo de despertar diário e que ainda não tenha sido desligada.

Os protocolos de despertar diário ou interrupção diária da sedação facilitam a transição do coma induzido para estados de melhor nível de consciência. São utilizados para avaliar a necessidade de sedação de um paciente e facilitam o desmame e a mobilização precoce, diminuindo as complicações em razão do tempo de VM e de internação e diminuindo os custos hospitalares. Consiste em desligar a infusão continua de sedativos e analgésicos diariamente, até que o paciente esteja acordado, apto a responder 3 a 4 comandos simples ou agitado, e se necessário, reiniciar com metade da dose anterior e fazer a titulação conforme a necessidade (Miller *et al.*, 2015; Balas *et al.*, 2014).

Existe uma relação consistente entre sedação mais profunda e piores resultados na UTI. A sedação profunda nas primeiras 48 horas de internação na UTI tem sido associada ao tempo tardio para extubação, maior necessidade de traqueostomia, aumento do risco de morte hospitalar e a longo prazo (Marra et al., 2017).

O teste de respiração espontânea (TRE) diário tem provado ser eficaz e superior a outras técnicas para o desmame ventilatório. Vários estudos randomizados apoiam o uso de protocolos de desmame ventilatório que incluem TREs cotidianos como sua peça central.

O fisioterapeuta deve avaliar a possibilidade de realizar o TRE na primeira hora após a interrupção da sedação, para obter melhores resultados clínicos com sucesso na extubação, no tempo de internação na UTI e hospitalar.

O TRE é realizado pelo fisioterapeuta permitindo-se que o paciente ventile espontaneamente por meio do tubo endotraqueal, conectado a uma peça em forma de "T", com uma fonte enriquecida de oxigênio, ou recebendo ventilação com pressão de suporte (PSV) de 5 a 7 cm H_2O. É considerado sucesso no TRE quando o paciente consegue respirar espontaneamente por 30 min a 2 horas sem sinais de desconforto respiratório, alterações hemodinâmicas e/ou alterações do nível de consciência e estar apto a ser extubado.

O sucesso na extubação consiste na capacidade de o paciente permanecer extubado sem dependência de VNI por mais de 48 horas.

A capacidade de interação de um paciente com a equipe e seus familiares pela comunicação, compreensão e colaboração está ligada ao estado de alerta e depende da adequada escolha da sedação e analgesia que também influencia no sucesso do TRE (Meriläinen et al., 2013).

Escolha Adequada da Sedação e Analgesia

Os motivos relacionados com a necessidade de sedação em pacientes sob VM são os mais diversos e as principais justificativas comuns são: ansiedade, desconforto respiratório e amnésia.

Para maximizar os desfechos clínicos dos pacientes, é essencial escolha cuidadosa de sedativos e analgésicos, bem como considerar doses de medicação, titulação e descontinuação.

A sedação moderada ou profunda permanece relevante para algumas situações, incluindo o manejo de doenças respiratórias graves com dissincronia paciente-ventilador, prevenção de despertar em doentes recebendo tratamento com bloqueador neuromuscular, estado epilético, condições cirúrgicas necessitando de imobilização rigorosa e lesão cerebral grave com hipertensão intracraniana. Para a grande maioria dos pacientes de UTI, no entanto, manter um nível leve de sedação deve ser suficiente e pode evitar o dano potencial causado pela supersedação precoce (Kacmareck, 2011).

A sedação leve enfatiza a manutenção do paciente num estado em que eles estão calmos, confortáveis e cooperativos. Idealmente, o paciente pode estar acordado, manter contato visual, interagir com os cuidadores, familiares e realizar as sessões de fisioterapia, mas que permite o paciente dormir quando não é interrompido. Este estado equivale a escala de sedação e agitação de Richmond (RASS) de -1/0 e tem sido associada a efeitos favoráveis numa série de resultados clínicos (Anexo 1) (Barr et al., 2013).

Os medicamentos sedativos mais frequentemente utilizados na UTI são a classe dos benzodiazepínicos: Midazolam, Lorazepam e Diazepam. As diretrizes do bundle PAD (Pain, Agitation e Delirium) da UTI, recomendam as opções de sedativos não benzodiazepínicos (propofol e precedex) para diminuir o risco de delirium e tempo de VM (Balas et al., 2013).

A agitação no doente crítico pode resultar de muitos fatores, incluindo dor, delirium, ansiedade, síndromes de abstinência e desconforto por conta da assincronia paciente-ventilador, disfunção intestinal ou áreas com pressão no leito. Deve ser dada ênfase ao diagnóstico, a causa da agitação em vez de simplesmente tratar os sintomas, o que pode resultar em desnecessária sedação (Barr et al., 2013).

A analgesia efetiva na UTI é extremamente importante pois pode minimizar muitos efeitos adversos e deve ser considerada junto com a sedação. As indicações de analgesia durante a VM são diversas, algumas evidentes como dor nas incisões cirúrgicas, trauma e fraturas por conta de metástases ósseas, outras mais sutis como aspiração endotraqueal e colocação de cateteres invasivos.

Os medicamentos analgésicos mais utilizados em UTI são: Morfina, Remifentanil, Fentanil e Metadona.

Pela alta inter-relação entre delirium e dor, avaliar e tratar a dor podem ser importantes condutas na prevenção e/ou manejo do delirium.

Delirium: Avaliar, Prevenir e Gerenciar

A Associação Americana de Psiquiatria define delirium como "uma perturbação global da consciência caracterizada por flutuação do estado mental, desatenção, pensamento desorganizado", que se desenvolve num curto período de tempo e tende a flutuar ao longo do dia. O delirium não é uma doença, mas uma síndrome com um amplo espectro de possíveis etiologias.

Os doentes críticos têm um risco aumentado de desenvolver Delirium durante a internação hospitalar. A incidência de delirium é difícil de determinar. Alguns estudos encontraram uma incidência de 65% de delirium em pacientes ventilados mecanicamente em UTI e outros estudos demonstraram incidência de 25 a 87% em pacientes críticos (Bannon et al., 2016).

O método mais utilizado para avaliação do delirium em UTI é o Confusion Assessment Method for the Intensive Care (CAM-ICU) (Fig. 3-3), uma ferramenta rápida e acurada para pacientes críticos (Gusmao-Flores et al., 2011; Gusmao-Flores et al., 2012; Ely et al., 2001).

Os fatores de risco para o delirium podem ser divididos em três categorias: a doença aguda, idade ou doenças crônicas e fatores iatrogênicos ou

Método de avaliação da confusão mental na UTI
(Confusion Assessment Method in the ICU — CAM-ICU)

Delirium = 1 + 2 + 3 ou 4

RASS > -4 (-3 até +4) → Próximo passo

1 - Início agudo ou curso flutuante
O paciente tem alguma mudança aguda no estado mental em relação ao que era antes?
Ou o paciente teve flutuação do estado mental nas ultimas 24 horas?
- Não → Pare. Não há Delirium
- Sim ↓

Se RASS = -4 ou -5 (-3 até +4) PARE

Reavalie o paciente depois

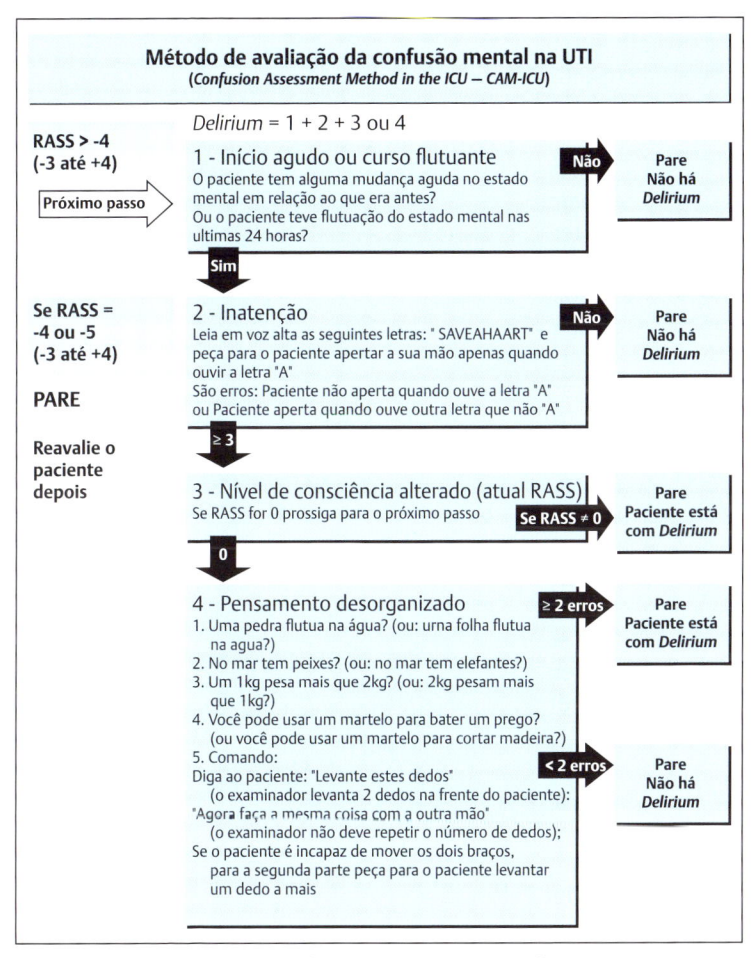

2 - Inatenção
Leia em voz alta as seguintes letras: "SAVEAHAART" e peça para o paciente apertar a sua mão apenas quando ouvir a letra "A"
São erros: Paciente não aperta quando ouve a letra "A" ou Paciente aperta quando ouve outra letra que não "A"
- Não → Pare. Não há Delirium
- ≥ 3 ↓

3 - Nível de consciência alterado (atual RASS)
Se RASS for 0 prossiga para o próximo passo
- Se RASS ≠ 0 → Pare. Paciente está com Delirium
- 0 ↓

4 - Pensamento desorganizado
1. Uma pedra flutua na água? (ou: urna folha flutua na agua?)
2. No mar tem peixes? (ou: no mar tem elefantes?)
3. Um 1kg pesa mais que 2kg? (ou: 2kg pesam mais que 1kg?)
4. Você pode usar um martelo para bater um prego? (ou você pode usar um martelo para cortar madeira?)
5. Comando:
Diga ao paciente: "Levante estes dedos" (o examinador levanta 2 dedos na frente do paciente): "Agora faça a mesma coisa com a outra mão" (o examinador não deve repetir o número de dedos);
Se o paciente é incapaz de mover os dois braços, para a segunda parte peça para o paciente levantar um dedo a mais
- ≥ 2 erros → Pare. Paciente está com Delirium
- < 2 erros → Pare. Não há Delirium

Fig. 3-3. Método de avaliação da confusão mental na UTI. (Confusion Assessment Method in the ICU – CAM-ICU.) (Disponível em https://www.icudelirium.org/language-translations/portugese - acesso em 20 de janeiro de 2018.)

ambientais. Existem algumas estratégias para **pensar** sobre os fatores de risco e o manejo do *delirium* (Quadro 3-5) (Brummel *et al.*, 2013).

A implementação de tratamento farmacológico (sedação e analgesia adequadas) e não farmacológico (mobilização, controle de ruídos e luz, promoção do sono) diminui o risco de *delirium* adquirido na UTI (Palacios-Ceña *et al.*, 2016).

Quadro 3-5. Estratégias para "Pensar" nos Fatores de Risco e Manejo do *Delirium*

T   **T**oxicicidade: ICC (insuficiência cardíaca congestiva), choque, desidratação, fármacos, nova falência orgânica (renal, hepática)

H   **H**ipoxemia/**H**ipercapnia: remover drogas deliriogênicas, considerar o uso de haloperidol ou outro antipsicótico

I   **I**mobilidade/**i**nfecção (sepse): mobilização precoce, promoção do sono

N   **N**ão farmacológicas (intervenções): proteção e controle de ruídos e luminosidade

K   **K**+ (potássio) ou outro eletrólito alterado/distúrbios metabólicos

Exercício ou Mobilização Precoce

Segundo Fan *et al.* (2014), pacientes que não são submetidos à mobilização precoce em UTI apresentam perda de força muscular de 3 a 11% por dia. O doente crítico deve estar acordado e alerta, sem dor, ansiedade ou *delirium* para que possa participar ativamente do seu tratamento e recuperação.

A mobilização precoce será discutida mais detalhadamente no Capítulo 5.

Família Envolvida e Capacitada

O cuidado centrado no paciente é definido como a prestação de cuidados aos pacientes respeitando suas preferências, necessidades e valores individuais, e garantindo que estes valores orientem todas as decisões clínicas. Capacitando os membros da família na tomada de decisão compartilhada, segurança do paciente e expectativas de cuidados futuros, faz com que ela se envolva no cuidado do paciente proporcionando desfechos clínicos favoráveis (Vincent *et al.*, 2016).

O cuidado centrado no paciente e na família apresenta as seguintes características:

- Manter os pacientes e familiares informados.
- Envolver ativamente os pacientes e familiares na tomada de decisões.
- Envolver ativamente os pacientes e familiares em autogestão.
- Fornecer conforto físico e apoio emocional aos pacientes e familiares.
- Manter uma compreensão clara dos conceitos de doença e crenças culturais dos pacientes e familiares.

Segundo Bell (2014), o isolamento social separa o paciente de seus familiares. A liberação da visita familiar de forma flexível, incluindo as UTIs abertas, reuniões diárias com a família e os esforços voltados para o conforto dessa família podem impactar positivamente. Os benefícios da presença familiar aos pacientes incluem:

- Diminuição da ansiedade, confusão e agitação.
- Redução de complicações cardiovasculares.

- Diminuição do tempo de permanência na UTI.
- Promoção de sentimentos de segurança.
- Aumento da satisfação do paciente.
- Aumento da qualidade e segurança.

A equipe multiprofissional deve avaliar simultaneamente a gravidade da doença do paciente, os aspectos relacionados com seu cuidado e os aspectos relacionados com o familiar ou cuidador, como a capacidade de manter controle sobre as situações, para identificar aqueles cuidadores aptos para serem capacitados e envolvidos nos cuidados ao paciente crítico.

Os componentes do cuidado centrado no paciente são:

- Comunicação frequente e adequada.
- Explicações dos componentes do cuidado.
- Orientação no tempo e no espaço.
- Redução de ruídos.
- Evitar restrições físicas desnecessárias.
- Promoção do sono à noite.
- Atividade física/mobilização precoce.
- Terapia ocupacional, incluindo treinamento cognitivo.
- Envolvimento familiar.

De acordo com a Força Tarefa para o manejo do *delirium*, analgesia e sedação (2015), os cuidados no final da vida podem ser severamente influenciados por ansiedade, estresse e dor. Os pacientes terminais necessitam dos mesmos cuidados centrados que outros pacientes da UTI. A monitorização frequente e a farmacoterapia suficiente deve assegurar que o paciente esteja livre de desconforto, mesmo que isso leve a uma aceleração do processo de morrer.

O paciente deve ser "liberado de qualquer coisa" que ameace seu senso de autoestima, identidade e dignidade humana. Isto é especialmente importante durante a fase terminal dos pacientes. Apesar das intenções benevolentes, criamos uma cultura em muitas UTIs que ameaça a capacidade do paciente de manter dignidade e retornar à vida que conheciam. Os estudos clínicos fornecem uma base de evidências que o *bundle* ABCDEF da UTI liberam os pacientes de forma eficiente e confiável dos danos iatrogênicos à medida que se recuperam de uma doença crítica (Ely, 2017).

REFERÊNCIAS BIBLIOGRÁFICAS

Wilkins R, Stoller J, Kacmarek R. *Egan – Fundamentos da terapia respiratória*, 5. ed. São Paulo: Elsevier, 2009. 1386 p.

Sarmento JRV. *O ABC da Fisioterapia Respiratória*. 2. ed. São Paulo: Manole, 2015. 537 p.

Soares M, Salluh J, Azoulay E. Noninvasive ventilation in patients with malignancies and hypoxemic acute respiratory failure: a still pending question. *J Crit Care*. 2010 Mar;25(1):37-8.

Sakr Y, Moreira CL, Rhodes A, Ferguson ND, Kleinpell R, Pickkers P *et al.* The impact of hospital and ICU organizational factors on outcome in critically ill patients: results from the Extended Prevalence of Infection in Intensive Care study. *Crit Care Med.* 2015 Mar; 43(3):519-26.

Dyspnea Mechanisms, assessment, and management: a consensus statement. American Thoracic Society. *Am J Respir Crit Care Med.* 1999;159:321-40.

Meriggi F. Dyspnea in cancer patients: a well-known and neglected symptom. *Rev Recent Clin Trials.* 2018;13:84-8.

Cavalcante TMC, Diccini S, Barbosa DA, Bittencout ARC. Uso da escala modificada de Borg na crise asmática. *Acta Paul Enferm.* 2008;21(3):466-73.

McCool FD. Global physiology and pathophysiology of cough: ACCP evidence-based clinical practice guidelines. *Chest.* 2016 Jan;129(1 Suppl):48S-53S.

Andrade FMD, França EET, Ramos FF *et al.* Avaliação fisioterapêutica em terapia intensiva. In: Martins JA, Reis LFF, Andrade FMD (Orgs.). Associação Brasileira de Fisioterapia Cardiorrespiratória e Fisioterapia Intensiva; PROFISIO Programa de Atualização em Fisioterapia em Terapia Intensiva Adulto. Ciclo 1. Porto Alegre: Artmed Panamericana; 2010. p. 13-72. (Sistema de Educação Continuada a Distância, v. 1).

van den Beuken-van Everdingen MH, de Rijke JM, Kessels AG, Schouten HC, van Kleef M, Patijn J. (2016) Prevalence of pain in patients with cancer: a systematic review of the past 40 years. *Ann Oncol.* 2007;18:1437-49.

Gupta M, Sahi M, Bhargava AK, Talwar V. The prevalence and characteristics of pain in critically ill cancer patients: a prospective nonrandomized observational study. *Indian J Palliat Care* 2015 Sep-Dec.;21(Issue 3).

Neufeld NJ, Elnahal SM, Alvarez RH. Cancer pain: a review of epidemiology, clinical quality and value impact. *Future Oncol.* 2017 Apr;13(9):833-41.

Peng WL, Wu GJ, Sun WZ, Chen JC, Huang AT. Multidisciplinary management of cancer pain: A longitudinal retrospective study on a cohort of end-stage cancer patients. *J Pain Symptom Manage* 2006;32:444-52.

van den Beuken-van Everdingen MH, de Rijke JM, Kessels AG, Schouten HC, van Kleef M, Patijn J. Prevalence of pain in patients with cancer: a systematic review of the past 40 years. *Ann Oncol.* 2007;18:1437-49.

NCCN Clinical Practice Guidelines in Oncology (NCCN Guidelines). *Adult Cancer Pain* Version 2 2014.

Wiermann EG, Diz MDLE, Caponero R, Lages PSM, Araújo CZS, Battega RTC *et al.* Consenso Brasileiro sobre Manejo da Dor Relacionada ao Câncer - Baseado em Reunião de Consenso realizada em São Paulo, Brasil, em 16 de agosto de 2014.

Fortunato JGS, Furtado MS, Hirabae LFA, Oliveira JA. Escala de dor no paciente crítico: uma revisão integrativa. *Revista HUPE* (Rio de Janeiro) 2013;12(3):110-7.

Deshields TL, Penalba V, Liu J, Avery J. Comparing the symptom experience of cancer patients and non-cancer patients. *Support Care Cancer* 2017; Apr;25(4):1103-9.

Campbell WW. *DeJong, o exame neurológico.* Rio de Janeiro: Guanabara Koogan, 2007.

Brennan PM, Murray GD, Teasdale GM. Simplifying the use of prognostic information in traumatic brain injury. Part 1: The GCS-Pupils score: an extended index of clinical severity. *J Neurosurg.* 2018 June;128(6):1612-20.

Sessler CN, Gosnell MS, Grap MJ, Brophy GM, O'Neal PV, Keane KA *et al.* The Richmond Agitation-Sedation Scale: validity and reliability in adult intensive care unit patients. *Am J Respir Crit Care Med* 2002;166:1338-44.

Namigar T, Serapa K. Correlação entre a escala de sedação de Ramsay, escala de sedação-agitação de Richmond e escala de sedação de Riker durante sedação com midazolam-remifentanil. *Rev Bras Anestesiol.* 2017;67(4):347-54.

Leão ACM, Ribeiro PR, Rosa RB. Ventilação mecânica invasiva e não invasiva em pacientes imunossuprimidos. In: Martins JA, Andrade FMD, Beraldo MA (Orgs.). Associação Brasileira de Fisioterapia Cardiorrespiratória e Fisioterapia em Terapia Intensiva; PROFISIO Programa de Atualização em Fisioterapia em Terapia Intensiva Adulto: Ciclo 6. Porto Alegre: Artmed Panamericana, 2015. p. 111-44. (Sistema de Educação Continuada a Distância, v. 2).

De Jongue B, Sharshar T, Lefaucher JP, Outin H. Critical Illness neuromyopathy. *Clin Pul Med* 2005;12:90-6.

Namendys-Silva SA, Hernández-Garay M, Herrera-Gómez A. Noninvasive ventilation in immunosuppressed patients. *Am J Hosp Palliat Care.* 2010 Mar;27(2):134-8.

Donatelli J, Gupta A, Santhosh R, Hazelton TR, Nallamshetty L, Macias A et al. To breathe or not to breathe: a review of artificial airway placement and related complications. *Emerg Radiol* 2015;22:171-9.

Burns KE, Lellouche F, Nisenbaum R, Lessard MR, Friedrich JO. Automated weaning and SBT systems versus non-automated weaning strategies for weaning time in invasively ventilated critically ill adults. *Cochrane Database Syst Rev.* 2014;(9):CD008638.

Antonelli M, Conti G, Moro ML, Esquina A, Gonzalez-Diaz G, Confaloniere M et al. Predictors of failure of noninvasive positive pressure ventilation in patients with acute hypoxemic respiratory failure: a multi-center study. *Intensive Care Med.* 2001 Nov.;27(11):1718-28.

Bello G, Maddalena AI, Giammatteo V, Antonelli M. Noninvasive Options. *Crit Care Clin.* 2018 July;34(3):395-412.

Diretrizes Brasileiras de Ventilação Mecânica. Associação de Medicina Intensiva Brasileira (Comitê de Ventilação Mecânica) e Sociedade Brasileira e Pneumologia e Tisiologia (Comissão de Terapia Intensiva da SBPT). 2013. Versão eletrônica oficial – amib e SBPT, p1-140, 2013. In: http://itarget.com.br/newclients/sbpt.org.br/2011/downloads/arquivos/Dir_VM_2013/Diretrizes_VM2013_SBPT_AMIB.pdf (acesso em 20 fevereiro de 2017).

Knobel E. *Condutas no paciente grave,* 4. ed. São Paulo: Editora Atheneu, 2016. p. 756; p. 764.

Schnell D, Timsit JF, Darmon M, Vesin A, Goldgran-Toledano D, Dumenil AS. Noninvasive mechanical ventilation in acute respiratory failure: trends in use and outcomes. *Intensive Care Med.* 2014;40:582-91.

Azevedo LC, Park M, Salluh JI, Rea-Neto A, Souza Dantas VC, Varaschin P et al. Clinical outcomes of patients requiring ventilatory support in Brazilian intensive care units: a multicenter, prospective, cohort study. *Crit Care.* 2013;17(2):R63.

Nava S, Cuomo AM. Acute respiratory failure in the cancer patient: the role of non-invasive mechanical ventilation. *Crit Rev Oncol Hematol.* 2004 Aug;51(2):91-103.

Meduri GU, Fox RC, Abou-Shala N, Leeper KV, Wunderink RG. Noninvasive mechanical ventilation via face mask in patients with acute respiratory failure who refused endotracheal intubation. *Crit Care Med.* 1994;22(10):1584-90.

Conti G, Marino P, Cogliati A, Dell'Utri D, Lappa A, Rosa G et al. Noninvasive ventilation for the treatment of acute respiratory failure in patients with hematologic malignancies: a pilot study. *Intensive Care Med.* 1998 Dec;24(12):1283-8.

Lemiale V, Lambert J, Canet E, Mokart D, Pène F, Rabbat A et al. Identifying cancer subjects with acute respiratory failure at high risk for intubation and mechanical ventilation. *Respir Care.* 2014 Oct;59(10):1517-23.

Molina R, Bernal T, Borges M, Zaragoza R, Bonastre J, Granada RM et al. Ventilatory support in critically ill hematology patients with respiratory failure. *Crit Care.* 2012 July;16(4):R133.

Adda M, Coquet I, Darmon M, Thiery G, Schlemmer B, Azoulay E et al. Predictors of noninvasive ventila- tion vfailure in patients with hematologic malignancy and acute respiratory failure. *Crit Care Med.* 2008 Oct;36(10):2766-72.

Gristina GR, Antonelli M, Conti G, Ciarlone A, Rogante S, Rossi C et al. Noninvasive verus invasive ventilation for acute respiratory failure in patients with hematologic malignancies: a 5-year multicenter observational survey. *Crit Care Med.* 2011 Oct;39(10):2232-9.

Schnell D, Lemiale V, Azoulay É. Non-invasive mechanical ventilation in hematology patients: let's agree on several things first. *Crit Care* 2012 Nov;16(6):175.

Corley A, Rickard CM, Aitken LM, Johnston A, Barnett A et al. High-flow nasal cannulae for respiratory support in adult intensive care patients. *Cochrane Database Syst Rev.* 2017 May;5:CD010172.

Kang YS, Choi SM, Lee J, Park YS, Lee CH, Yoo CG et al. Improved oxygenation 48 hours after high-flow nasal cannula oxygen therapy is associated with good outcome in immunocompromised patients with acute respiratory failure. *J Thorac Dis.* 2018 Dec;10(12):6606-6615.

Sklar MC, Mohammed A, Orchanian-Cheff A, Del Sorbo L, Mehta S, Munshi L. The Impact of High-Flow Nasal Oxygen in the Immunocompromised Critically Ill: A Systematic Review and Meta-Analysis. *Respir Care.* 2018 Dec;63(12):1555-1566.

Lee CC, Mankodi D, Shaharyar S, Ravindranathan S, Danckers M, Herscovici P et al. High flow nasal cannula versus conventional oxygen therapy and non-invasive ventilation in adults with acute hypoxemic respiratory failure: A systematic review. *Respir Med.* 2016 Dec;121:100-108.

Koyauchi T, Hasegawa H, Kanata K, Kakutani T, Amano Y, Ozawa Y et al. Efficacy and Tolerability of High-Flow Nasal Cannula Oxygen Therapy for Hypoxemic Respiratory Failure in Patients with Interstitial Lung Disease with Do-Not-Intubate Orders: A Retrospective Single-Center Study. *Respiration.* 2018 Jun;96(4):323-329.

Slain KN, Shein SL, Rotta AT. The use of high-flow nasal cannula in the pediatric emergency department. *J Pediatr.* 2017 Nov-Dec;93(1):36-45.

Papazian L, Corley A, Hess D, Fraser JF, Frat JP, Guitton C et al. Use of high-flow nasal cannula oxygenation in ICU adults: a narrative review. *Intensive Care Med.* 2016 Sep;42(9):1336-49.

De Jong A, Calvet L, Lemiale V, Demoule A, Mokart D, Darmon M et al. The challenge of avoiding intubation in immunocompromised patients with acute respiratory failure. *Expert Rev Respir Med.* 2018 Oct;12(10):867-880.

Zhu Y, Yin H, Zhang R, Wei J. High-flow nasal cannula oxygen therapy versus conventional oxygen therapy in patients with acute respiratory failure: a systematic review and meta-analysis of randomized controlled trials. *BMC Pulm Med.* 2017 Dec;17(1):201.

Bocchile RLR, Cazati DC, Timenetsky KT, Serpa Neto A. The effects of high-flow nasal cannula on intubation and re-intubation in critically ill patients: a systematic review, meta-analysis and trial sequential analysis. *Rev Bras Ter Intensiva.* 2018 Oct-Dec;30(4):487-495.

Kim WY, Sung H, Hong SB, Lim CM, Koh Y, Huh JW. Predictors of high flow nasal cannula failure in immunocompromised patients with acute respiratory failure due to non-HIV pneumocystis pneumonia. *J Thorac Dis.* 2017 Sep;9(9):3013-3022.

Lodeserto F, Lettich TM, Rezaie SR. High-flow Nasal Cannula: Mechanisms of Action and Adult and Pediatric Indications. *Cureus.* 2018 Nov;10(11):e3639.

Cortegiani A, Crimi C, Sanfilippo F, Noto A, Di Falco D, Grasselli G et al. High flow nasal therapy in immunocompromised patients with acute respiratory failure: A systematic review and meta-analysis. *J Crit Care.* 2019 Apr;50:250-256.

Hilbert G, Gruson D, Vargas F, Valentino R, Gbikpi-Benissan G, Dupon M et al. Noninvasive ventilation in immunosuppressed patients with pulmonary infiltrates, fever, and acute respiratory failure. *N Engl J Med.* 2001 Feb;344(7):481-7.

Azoulay E, Alberti C, Bornstain C, Leleu G, Moreau D, Recher C et al. Improved survival in cancer patients requiring mechanical ventilatory support: impact of noninvasive mechanical ventilatory support. *Crit Care Med.* 2001 Mar;29(3):519-25.

Razlaf P, Pabst D, Mohr M, Kessler T, Wiewrodt R, Stelljes M et al. Non-invasive ventilation in immunosuppressed patients with pneumonia and extrapulmonary sepsis. *Respir Med.* 2012 Nov;106(11):1509-16.

Johnson CS, Frei CR, Metersky ML Metersky ML, Anzueto AR, Mortensen EM. Non-invasive mechanical ventilation and mortality in elderly immunocompromised patients hospitalized with pneumonia: a retrospective cohort study. *BMC Pulm Med.* 2014 Jan;14:7.

Depuydt PO, Benoit DD, Roosens CD, Offner FC, Noens LA, Decruyenaere JM. The impact of the initial ventilatory strategy on survival in hematologic patients with acute hypoxemic respiratory failure. *J Crit Care* 2010 Mar; 25(1):30-6.

Shenoy S, Shetty S, Lankala S, Anwer F, Yeager A, Adigopula S. Cardiovascular Oncologic Emergencies. *Cardiology* 2017;138:147-58.

Maltser S, Cristian A, Silver JK, Morris GS, Stout NL. A focused review of safety considerations in cancer rehabilitation. *PMR.* 2017 Sep.;9(9 Suppl 2):S415-S428.

Morris GS, Brueilly KE, Paddison NV. Oncologic emergencies: Implications for rehabilitation. *Top Geriatri Rehab.* 2011;27(3):176-83.

Balas MC, Vasilevskis EE, Olsen KM, Schmid K, Shostrom V, Cohen MZ et al. Effectiveness and safety of the awakening and breathing coordination, delirium monitoring/management, and early exercise/mobility (ABCDE) bundle. *Crit Care Med.* 2014;42(5):1024-36.

Balas MC, Burke WJ, Gannon D, Cohen MZ, Colburn L, Bevil C et al. Implementing the ABCDE *bundle* into everyday care: opportunities, challenges and lessons learned for implementing the ICU pain, agitation and delirium (PAD) guidelines. *Crit Care Med.* 2013;41(901):S116-S127.

Ely EW. The ABCDEF *bundle*: science and philosophy of how ICU liberation serves patients and families. *Crit Care Med* 2017;45(2):321-30.

Trogrlić Z, van der Jagt M, Bakker J, Balas MC, Ely EW, van der Voort PHJ et al. A systematic review of implementation strategies for assessment, prevention, and management of ICU delirium and their effect on clinical outcomes. *Crit Care* 2015;19:157-73.

Marra A, Ely EW, Pandharipande PP, Patel MB. The ABCDEF Bundle in Critical Care. *Crit Care Clin.* 2017 Apr;33(2):225-43.

Barr J, Fraser GL, Puntillo K, Ely EW, Gélinas C, Dasta JF et al. Clinical practice guidelines for the management of pain, agitation, and delirium in adult patients in the intensive care unit. *Crit Care Med*. 2013;41(1):263-306.

Morete CM, Mofatto SC, Prereira CA, Silva AP, Oderna MT. Tradução e adaptação cultural da versão portuguesa (Brasil) da escola de dor Behavioural Pain Scale. *Rev Bras Ter Intensiva*. 2014;26(4):373-378.

Miller MA, Govindan S, Watson SR, Hyzy RC, Iwashyna TJ. ABCDE, but in that order? A cross-sectional survey of Michigan intensive care unit sedation, delirium, and early mobility practices. *Ann Am Thorac Soc*. 2015 July;12(7):1066-71.

Meriläinen M, Kyngäs H, Ala-Kokko T. Patients' interactions in an intensive care unit and their memories of intensive care: a mixed method study. *Intensive Crit Care Nurs*. 2013;29:78-87.

Kacmareck RM. The mechanical ventilator: past, present, and future. *Respir Care*. 2011;56:1170-80.

Bannon L, McGaughey J, Clarke M, McAuley DF, Blackwood B. Impact of non-pharmacological interventions on prevention and treatment of delirium in critically ill patients: protocol for a systematic review of quantitative and qualitative research. *Syst Reviews* 2016;5:75-83.

Gusmão-Flores D, Salluh JIF, Dal-Pizzol F, Ritter C, Tomasi CD, De Lima ASD et al. The validity and reliability of the Portuguese versions of three tools used to diagnose delirium in critically ill patients. *Clinics* 2011;66(11):1917-22.

Gusmao-Flores D, Salluh JI, Chalhub RÁ, Quarantini LC et al. The confusion assessment method for the intensive care unit (CAM-ICU) and intensive care delirium screening checklist (ICDSC) for the diagnosis of delirium: a systematic review and meta-analysis of clinical studies. *Crit Care* 2012;16(4):R115.

Ely EW, Inouye SK, Bernard GR, Gordon S, Francis J, May L et al. Delirium in mechanically ventilated patients: validity and reliability of the confusion assessment method for the intensive care unit (CAM-ICU). *JAMA* 2001;286(21):2703-10.

Brummel NE, Vasilevskis EE, Han JH, Boehm L, Pun BT, Ely EW. Implementing delirium screening in the intensive care unit: secrets to success. *Crit Care Med*. 2013;41(9):2196-208.

Palacios-Ceña D, Cachón-Pérez JM, Martínez-Piedrola R, Gueita-Rodriguez J, Perez-de-Heredia M et al. How do doctors and nurses manage delirium in intensive care units? A qualitative study using focus groups. *BMJ Open*. 2016;6:1-11.

Fan E, Cheek F, Chlan L, Gosselink R, Hart N, Herridge MS et al. An official american thoracic society clinical practice guideline: The diagnosis of intensive care unit-acquired weakness in adults. *Am J Respir Crit Care Med*. 2014;190:1437-46.

Vincent JL, Shehabi Y, Walsh TS, Pandharipande PP, Ball JA, Spronk P et al. Comfort and patient-centered care without excessive sedation: the eCASH concept. *Intensive Care Med*. 2016;42:962-71.

Bell L. Patient-centered care. *Am J Crit Care*. 2014;23:316-24.

DAS-Taskforce 2015, Baron R, Binder A, Biniek R, Braune S, Buerkle H et al. Evidence and consensus-based guideline for the management of delirium, analgesia, and sedation in intensive care medicine. Revision 2015 (DAS-Guideline 2015) – short version. *Ger Med Sci*. 2015;13:1-42.

RECURSOS E TÉCNICAS DE FISIOTERAPIA RESPIRATÓRIA EM PACIENTES ONCOLÓGICOS NA UTI

CAPÍTULO 4

Nuria Sales Fonseca
Carla Marzullo Plens

A fraqueza dos músculos respiratórios pode levar a alterações na função pulmonar; visto que interfere no volume inspiratório, no pico de fluxo de tosse e na pressão expiratória máxima, tornando a tosse ineficaz. Dessa forma, pode ocorrer o acúmulo de secreção no interior da via aérea, resultando em complicações como atelectasia, infecção respiratória e piora do quadro do paciente (Berlowitz *et al.*, 2016).

Diante disso, é necessário que a fisioterapia utilize recursos e técnicas de reexpansão pulmonar e manobras de higiene brônquica, com objetivo de favorecer o deslocamento das secreções traqueobrônquicas de vias aéreas distais para centrais, objetivando a retirada da secreção, ou via expectoração voluntária ou por aspiração traqueobrônquica (ASSOBRAFIR, 2013; Matilde *et al.*, 2018).

HIGIENE BRÔNQUICA

As manobras de higiene brônquica podem ser não invasivas e invasivas. Serão abordadas as manobras de higiene brônquica mais utilizadas em rotinas hospitalares (Ebserh, 2017; Matilde *et al.*, 2018):

A) Manobras não invasivas:
- Vibrocompressão torácica: emprega-se na fase expiratória do paciente, em que o Fisioterapeuta realiza as manobras de vibração junto à compressão torácica, de modo lento e contínuo, favorecendo o deslocamento da secreção pulmonar para via aérea de maior calibre para que seja eliminada pela tosse ou aspiração.
- Drenagem postural: coloca-se o paciente de forma que a gravidade possa auxiliar no direcionamento da secreção até as vias aéreas centrais, para que possa ser removida pela tosse ou aspiração. O posicionamento como forma de drenagem baseia-se na anatomia da árvore brônquica e normalmente se associa à técnica de vibrocompressão. Na prática não são muito utilizadas todas as posturas de drenagem em pacientes em UTI. Um estudo mostrou que quanto maior o tempo de formado, mais esses

profissionais tendem a realizar mais as manobras de vibrocompressão torácica e drenagem postural. No entanto, apesar de serem técnicas utilizadas rotineiramente nos hospitais, estudos encontram resultados heterogêneos das mesmas, não havendo evidência de sua eficácia (Matilde *et al.*, 2018).
- *Huffing*: consiste em o paciente realizar esforços expiratórios (*huffs*) com a glote aberta com o objetivo de remover secreção com a menor probabilidade do colabamento bronquioalveolar. São expirações forçadas a partir de médio volume inspiratório e com a glote aberta, aumentando o fluxo expiratório, favorecendo, dessa forma, a tosse.
- Pressão positiva expiratória (EPAP): aplicação de pressão positiva somente durante a fase expiratória do paciente. Para realizar essa técnica é necessária a utilização da válvula *spring-loaded* conectada à máscara ou bocal do paciente. Essa pressão é efetiva na realização da higiene brônquica, pois promove a ventilação colateral e previne o colapso das vias aéreas durante a expiração. O aumento do volume pulmonar faz com que o ar "empurre" a secreção que obstruía as pequenas vias aéreas, ajudando assim a removê-las. Pode ser considerada tanto uma técnica desobstrutiva quanto reexpansiva.
- Terapia por oscilação oral de alta frequência: essa técnica é conhecida pelo uso dos aparelhos *Flutter* ou *Shaker*. São formados por um bocal, um cone, uma bola de ácido inoxidável e uma tampa perfurada. Preconiza-se a realização na postura sentada. O fisioterapeuta solicita uma inspiração profunda seguida de uma expiração. Durante a expiração a esfera vibra e produz uma pressão expiratória oscilatória positiva produzida pelo resistor do aparelho, essa energia é transmitida à arvore brônquica.

B) Manobras invasivas:
- Hiperinsuflação manual: conhecida como *bag squeezing*, essa técnica deve ser realizada apenas em pacientes em ventilação mecânica. A técnica consiste na utilização de uma bolsa de hiperinsuflação manual (Ambu) em associação a manobras de vibração e pressão torácica. O objetivo é promover a aceleração do fluxo expiratório, simulando o mecanismo de tosse, levando a um deslocamento das secreções de menor calibre para o maior calibre.
- Manobra de pressão positiva expiratória final/pressão expiratória final zero (PEEP/ZEEP): consiste em aumentar o valor da PEEP, dessa forma ocorre a ventilação colateral. Essa redistribuição faz a reabertura de pequenas vias aéreas descolando o muco aderido à parede. Em seguida, diminui o valor da PEEP para 0 cmH$_2$O, dessa forma, abruptamente ocorre alteração do fluxo expiratório, favorecendo imediatamente o direcionamento da secreção pulmonar de via aérea de menor calibre para o maior, sendo realizada a aspiração endotraqueal em seguida.
- A aspiração traqueal: é uma das ferramentas da Fisioterapia, devendo ser realizada por esse profissional quando for necessária após utilização de

inúmeras técnicas que constituem o escopo da terapia para a remoção de secreção (ASSOBRAFIR, 2013). Deve ser realizada, por exemplo, na presença de ruído pulmonar (roncos) durante a ausculta pulmonar; ou aumento da pressão de pico inspiratória durante a ventilação mecânica em volume controlado; redução do volume corrente quando ventilado à pressão; dentre outros (Ebserh, 2017). Concernente à aspiração traqueal em sistema fechado ou aberto, uma revisão sistemática concluiu que, embora o sistema fechado de aspiração possa favorecer a colonização de bactérias, não diminui o volume pulmonar e não ocasiona diminuição da saturação de oxigênio, principalmente em pacientes que necessitam de alta pressão expiratória final positiva (Pagotto et al., 2008).

Diante do exposto, cabe conscientização do profissional que irá escolher as manobras de higiene brônquica para cada paciente, visto que o paciente oncológico tem peculiaridades, pois muitas das vezes foram submetidos à radioterapia em região torácica, podem ter metástase óssea ou apresentar sensibilidade ao toque em região que já fora abordada pelo próprio tratamento curativo ou paliativo. Ao escolher uma manobra desobstrutiva em que haja a mão no tórax desse perfil de paciente necessita-se avaliar o risco e benefício da técnica e pensar se realizar uma técnica desobstrutiva em que não haja a mão no tórax não seria mais eficaz e seguro para aquele paciente? Além disso, ao se optar por aspiração traqueal, deve-se ter em mente que em uma unidade de terapia intensiva muitas das vezes os pacientes oncológicos apresentam eventos adversos como plaquetopenia e mielossupressão em decorrência do próprio tratamento, e isso requer uma ampla reflexão da equipe de saúde para avaliar o risco e benefício para cada sistema de aspiração. Por exemplo, se por um lado, existe um paciente com o número de plaquetas < 50 mil, há o risco de sangramento; o uso do sistema fechado de aspiração minimiza uma possível lesão endotraqueal, visto que ao introduzir a sonda nesse sistema, você respeita o limite da posição pela medida apresentada entre o sistema e o tubo. Mas por outro lado, o sistema fechado aumenta a possibilidade de infecção, e muitas das vezes esse paciente está neutropênico ou com mielossupressão; será que, nesse caso, não cabe a troca do sistema fechado com mais frequência para evitar contaminação? O paciente é singular, sendo assim, cabe a discussão interdisciplinar para traçar o melhor tratamento para o paciente.

REEXPANSÃO PULMONAR

A dor é aspecto importante para o paciente, principalmente em pós-operatório, podendo ocasionar respiração superficial e, consequentemente, acabar não expandindo o pulmão (Groppo et al., 1981). O colabamento alveolar é problema frequente em pacientes críticos, levando à diminuição da capacidade residual funcional (CFR), podendo favorecer um processo pneumônico (Marini et al., 1979). As manobras de expansão ou reexpansão pulmonar para esses pacientes críticos surgiram da necessidade de prevenir a redução do volume pulmonar, ou quando instalada, atuar para a resolução desse quadro (França *et al.*, 2012). As manobras de reexpansão pulmonar têm como objetivo melhorar o volume pulmonar por meio do gradiente de pressão transpulmonar, seja, pela diminuição da pressão pleural ou aumento da pressão intra-alveolar. Diante do exposto, os pacientes em ventilação mecânica ou ventilando espontaneamente, por meio de aparelhos que fornecem uma pressão positiva intra-alveolar, ou, por meio da ação dos músculos inspiratórios, respectivamente, recebem o benefício da expansão pulmonar (Ebserh, 2017; França *et al.*, 2012).

Serão abordadas as principais manobras de reexpansão pulmonar para pacientes em ventilação espontânea e ventilação mecânica.

Pacientes em Ventilação Espontânea

- *Pela redução da pressão pleural:* existem manobras mecânicas, exercícios respiratórios e a incentivadores respiratório (Fig. 4-1A) (Ebserh, 2017; França *et al.*, 2012).
  - Manobras mecânicas (manobra de compressão-descompressão torácica): consiste em realizar bloqueio mecânico do tórax ao final da expiração e retirada abrupta da compressão ao início da inspiração, proporcionando, assim, aumento do fluxo inspiratório (Ciesla, 1996).

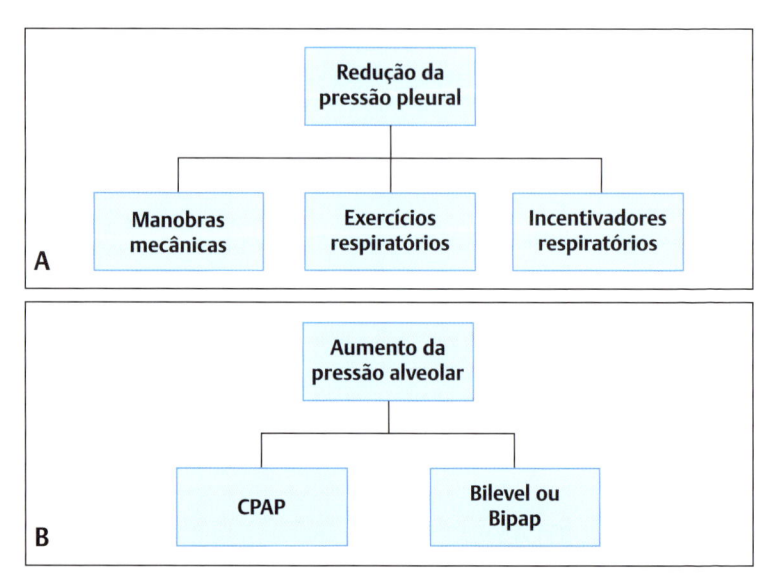

Fig. 4-1. (A, B) Tipos de manobras de reexpansão pulmonar na ventilação espontânea.

- Exercícios respiratórios:
  1. Soluços inspiratórios: inspiração nasal curta e contínua, sem pausa, até atingir a capacidade inspiratória máxima.
  2. Inspiração fracionada: inspiração com pausas inspiratórias, até que se atinja a capacidade inspiratória máxima.
- Incentivadores respiratórios:
  1. Utiliza-se a inspiração máxima inspiratória por meio de um *feedback* visual, com instrumento que pode ser a fluxo ou a volume. O paciente é orientado a colocar o bocal e vedar com os próprios lábios, e é solicitado ao paciente realizar uma inspiração lenta, profunda com objetivo de deslocar as bolinhas do aparelho (fluxo) ou êmbolo nele contido (volume). Apesar de usados com certa frequência por profissionais em unidades de terapia intensiva, o benefício do uso de incentivadores respiratórios é bastante questionado (Eltorai *et al.*, 2018; Malik *et al.*, 2018; Overend *et al.*, 2001).
- Pelo aumento da pressão alveolar: uso de pressão positiva por interface de máscara nasofacial. Divide-se em pressão positiva contínua nas vias aéreas (CPAP) e ventilação com pressão positiva bifásica (Fig. 4-1B) (Bilevel ou Bipap) (Barbas *et al.*, 2014; França *et al.*, 2012):
  1. CPAP: consiste em uma pressão constante em vias aéreas, o que promove recrutamento alveolar.
  2. Bilevel ou Bipap: consiste em dois níveis de pressão (IPAP = pressão positiva inspiratória e EPAP = pressão positiva expiratória), sendo a pressão durante a fase inspiratória sempre superior que a da fase expiratória. Recomendado em hipercapnias agudas e infecções de imunossuprimidos.

Pacientes em Ventilação Mecânica (Fig. 4-2)

A) ***Utilização da PEEP:*** o aumento da PEEP é um dos recursos utilizados para o recrutamento alveolar e aumento do volume pulmonar, consequentemente melhora a troca gasosa.

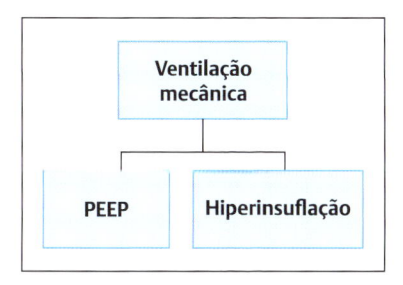

Fig. 4-2. Tipos de manobras de reexpansão pulmonar na ventilação mecânica.

B) **Hiperinsuflação realizada com ventilador mecânico:** há o aumento da pressão positiva na fase inspiratória com o ventilador, associado ao uso da PEEP.

Diante do exposto, o fisioterapeuta deverá selecionar as manobras de higiene brônquica e manobras reexpansivas que for melhor para o quadro clínico de cada paciente, de acordo com a indicação e contraindicação de cada procedimento. Existem outras técnicas, mas nesse capítulo foram abordadas as mais usuais.

TREINAMENTO MUSCULAR RESPIRATÓRIO

Pacientes oncológicos internados em UTI, em pós-operatório ou em decorrência de complicações de sua doença ou tratamento, podem apresentar fraqueza muscular respiratória em razão de diversos fatores, por exemplo: repouso prolongado no leito, alteração da mecânica respiratória pela incisão cirúrgica, anestesia e dor, ventilação mecânica prolongada, fatores decorrentes do tratamento quimio e/ou radioterápico, como náuseas e vômitos que podem resultar em diminuição da ingesta proteica, bem como por conta de anormalidades metabólicas pela própria doença assim como na caquexia, que resulta em perda de massa magra e tecido adiposo, dentre outros.

A fraqueza dos músculos inspiratórios pode causar dispneia e intolerância aos esforços, e se não revertida pode levar a fadiga muscular e insuficiência respiratória, além de estar associada ao desmane difícil e prolongado em pacientes ventilados mecanicamente por mais de 24 horas; a fraqueza dos músculos expiratórios acarreta diminuição da eficácia da tosse com isso risco de infecções respiratórias e insucesso na extubação (Caruso *et al.*, 2015; Bissett *et al.*, 2018).

Os conceitos de fraqueza e fadiga muscular inspiratória podem ser definidos por meio da mensuração criteriosa da pressão inspiratória máxima (Pimáx), sendo fraqueza muscular (Pimáx = - 70 a - 45 cmH$_2$O) a inabilidade da musculatura em manter atividade por determinado tempo, porém, não é reversível com o repouso, e a fadiga muscular (Pimáx = - 40 a - 25 cmH$_2$O), a inabilidade da musculatura em gerar força para manter atividade por um determinado tempo, sendo reversível com o repouso (Caruso, 2007; Pascotini *et al.*, 2014).

Os músculos respiratórios são músculos esqueléticos semelhantes aos periféricos e, portanto, podem ser treinados. A composição dos músculos respiratórios é de fibras tipo: I (que são muito resistentes à fadiga), IIa (com resistência intermediária à fadiga), IIb (pouco resistente à fadiga) e IIc (híbridas). O diafragma é composto de 55% de fibras tipo I, 20% de fibras tipo IIa e 25% fibras tipo IIb. Os músculos respiratórios, assim como outros músculos esqueléticos, aumentam sua eficiência após treinamento e, com isso, ocorre melhora da função pulmonar (Caruso, 2007).

O treinamento muscular respiratório (TMR) é um recurso fisioterapêutico que tem sido utilizado como estratégia para reverter a fraqueza muscular respiratória, que pode ser definida como a perda de, pelo menos, uma das duas principais propriedades musculares: a força e a resistência. As pressões respiratórias máximas e a ventilação voluntária máxima são os parâmetros clínicos mais comumente usados para avaliar a força e a resistência dos músculos respiratórios, sendo um método prático de avaliação clínica (Bessa *et al.*, 2014).

A ventilação mecânica invasiva (VMI) é uma intervenção essencial de suporte de vida na UTI. Contudo, a VM prolongada (≥ 21 dias consecutivos por mais de 6 horas por dia) frequentemente leva à diminuição da força e da resistência muscular inspiratória, ocorrendo atrofia diafragmática que pode ser detectável em pacientes após 18 horas de VM controlada. A atrofia diafragmática tende a ser pior em pacientes ventilados com modos controlados em comparação a modos espontâneos e parece estar relacionada com o esforço inspiratório do paciente, enquanto dependente do ventilador. O diafragma torna-se parcial ou totalmente inativo dependendo do modo ventilatório ajustado, assistido ou controlado respectivamente, esta inatividade leva alterações fisiopatológicas tanto nas fibras tipo I quanto nas fibras tipo II, com perda de força e massa muscular denominada de disfunção diafragmática induzida pela VM (Bissett *et al.*, 2018; Diretrizes Brasileiras de VM, 2013, Vassilakopoulos; Petrof, 2004).

Em 2016, Bissett *et al.* publicaram o primeiro estudo randomizado com TMI em pacientes internados em UTI, após 48 horas de sucesso no desmame. Foram randomizados 70 participantes (ventilados mecanicamente ≥ 7 dias), sendo alocados aleatoriamente 34 participantes para treinamento muscular inspiratório uma vez ao dia, 5 dias na semana, por 2 semanas, além de cuidados habituais, no grupo de treinamento e 36 participantes no grupo-controle que receberam apenas cuidados habituais. O estudo demonstrou que pacientes do grupo treinamento tiveram aumento de força muscular inspiratória e maiores melhorias nos escores de qualidade de vida.

Uma revisão sistemática recente de 28 estudos (n = 1.184) revelou que a TMI melhora a força e a função muscular inspiratória em pacientes de UTI e está associada à diminuição do tempo de desmame ventilatório (Vorona S *et al.*, 2018).

Apesar de os estudos demonstrarem os benefícios do TMI, ainda não é uma prática padrão na maioria das UTIs e o desafio de sua implementação inclui ampla variedade de métodos de treinamento relatados na literatura e a falta de publicação de diretrizes (Bissett *et al.*, 2018).

Avaliação dos Músculos Respiratórios

Existem vários métodos para avaliar a força muscular respiratória nas UTIs, que se dividem em volitivos (que exigem compreensão e colaboração do paciente) e não volitivos. Os métodos volitivos para medida da força muscular inspiratória são: pressão inspiratória máxima, pressão inspiratória nasal durante o fungar, pressão inspiratória medida na boca e pressão transdiafragmática; e para medida da força muscular expiratória são: pressão expiratória máxima e pressão gástrica na manobra de tosse. Os métodos não volitivos para medida da força muscular inspiratória são: estimulação elétrica e magnética do nervo frênico e ultrassonografia diafragmática; e o método não volitivo para medida da força muscular expiratória é a pressão gástrica após estimulação magnética dos músculos da parede anterior do abdome. Existem ainda outros métodos que vem sendo utilizados para avaliação da função dos músculos respiratórios como: a ultrassonografia e a eletromiografia (Caruso P et al., 2015; ATS/ERS, 2002).

Os métodos mais utilizados são as mensurações da Pimáx e da Pemáx por meio do manovacuômetro analógico ou digital, um equipamento de baixo custo e portátil. Fácil e rápido de realizar, não invasivo e tem valores de referência de limite inferior de normalidade bem estabelecidos (Pimáx, de -60 cmH$_2$O para mulheres e de -80 cmH$_2$O para homens; e Pemáx, de 120 cmH$_2$O para mulheres e de 150 cmH$_2$O para homens), com variações de acordo com idade e sexo. (Oliveira et al., 2009).

A Pimáx é a medida da pressão negativa gerada por todos os músculos inspiratórios, bem como a pressão de recuo elástica dos pulmões e da parede torácica. Realizada com o paciente sentado, obtida a partir do volume residual (VR) ou da capacidade residual funcional (CRF), seguido de um esforço inspiratório máximo mantido por 1 a 2 segundos e o manômetro do equipamento registrará o valor de pressão inspiratória atingido na escala negativa do mesmo. É recomendada a utilização de um clipe nasal para a mensuração das pressões, evitando fuga aérea pelo nariz, no caso de pacientes em respiração espontânea. Em pacientes críticos, intubados e não colaborativos, a medida ideal é com válvula unidirecional acoplada ao tubo e mantida por 25 segundos. Em qualquer método usado, deve-se repetir a manobra 3 vezes, e o valor considerado será o maior obtido (Magalhães PAF et al., 2018; Caruso et al., 2015).

A Pemáx é a medida de pressão positiva gerada pela contração dos músculos expiratórios. Realizada geralmente com o paciente sentado, com clipe nasal, é obtida a partir da capacidade pulmonar total (CPT) ou da CRF, seguida de um esforço de expiração máxima mantido por 1 a 2 segundos; o manômetro do equipamento registrará o valor de pressão expiratória atingido na escala positiva do mesmo. Deve-se repetir a manobra 3 vezes, e o valor considerado é o maior obtido (Oliveira et al., 2009; Caruso, 2015).

Métodos de Treinamento

O treinamento muscular expiratório vem sendo utilizado em várias populações com distúrbios de deglutição relacionados com patologias neurológicas.

Pacientes sobreviventes de câncer de cabeça e pescoço tratados com radioterapia curativa em todo o campo podem apresentar aspiração crônica em razão de disfagia associada à radiação. Um estudo recente demonstrou que a Pemáx estava reduzida em pacientes com câncer de cabeça e pescoço aspiradores crônicos pós radioterapia, sugerindo que o TME poderia ser um novo objetivo terapêutico para melhorar a proteção das vias aéreas e a deglutição nessa população (Hutcheson KA *et al.*, 2018).

Abordaremos, no entanto, os métodos de treinamento muscular inspiratório (TMI) por ser o mais utilizado pelos fisioterapeutas em UTIs.

O treinamento muscular inspiratório (TMI) é um fortalecimento direcionado aos músculos inspiratórios pela aplicação de resistência durante a inspiração objetivando tanto força muscular quanto *endurance*, sendo necessário que esses músculos apresentem mínimas condições fisiológicas, como a integridade da condução nervosa e circulação adequada. Pode ser realizado por meio de dispositivos com carga alinear (P-Flex), carga linear (Threshold IMT®), sensibilidade do ventilador e mais recentemente dispositivo com carga ajustada eletronicamente (POWER breathe®).

Uma diferença importante entre cargas resistivas alineares e cargas lineares é que a carga resistiva alinear depende do fluxo gerado pelo paciente, tornando a intensidade do treinamento variável, dependendo do esforço do paciente. Em contraste, com a carga linear, os pacientes devem gerar uma pressão predefinida por uma mola (*Spring load*) para permitir o fluxo aéreo para cada respiração, o fluxo não depende do esforço do paciente. Os maiores benefícios do TMI em pacientes de UTI foram observados em estudos que usam um dispositivo de carga linear, o Threshold IMT®, para fornecer a resistência inspiratória, em oposição às manipulações do ventilador para fornecer resistência (Bissett *et al.*, 2018; Vorona *et al.*, 2018; Martin *et al.*, 2011; Caruso *et al.*, 2005).

Os programas de TMI podem incluir treinamento de força (séries de poucas repetições com alta resistência e com intervalo de descanso entre as séries) e de *endurance* (menor resistência com uma determinada duração) e pode ser realizado tanto em pacientes intubados ou traqueostomizados dependentes de ventilação mecânica quanto em pacientes em respiração espontânea (Bissett *et al.*, 2018).

O dispositivo de carga eletrônico de TMI (POWER breathe®) é seguro, promove um aumento na Pimáx e leva a um menor tempo de desmame do ventilador comparado a pacientes traqueostomizados tratados com programa de nebulização intermitente (Tonella *et al.*, 2017). A Pimáx pode ser mensurada de forma confiável com um dispositivo de carga inspiratória eletrônica, mesmo por fisioterapeutas recém-treinados (Lee *et al.*, 2016).

O TMI com Threshold IMT®, é o mais realizado atualmente por ser de baixo custo, de fácil manuseio, seguro, viável e vem demonstrando melhores benefícios em pacientes em UTI. O Threshold IMT® é um resistor inspiratório, por sistema de mola (*Spring-load*), com uma válvula unidirecional que abre durante a expiração, não havendo nenhuma resistência durante esta fase da respiração, e fecha na inspiração, promovendo resistência e, dessa forma, fortalecendo a musculatura inspiratória. A carga disponível no dispositivo pode fornecer uma resistência de treinamento variando entre 9 e 41 cmH_2O (Bissett et al., 2018; Bissett et al., 2016).

O paciente deve ser posicionado sentado no leito, o Threshold IMT® é conectado ao tubo orotraqueal ou de traqueostomia ou em pacientes respirando espontaneamente com a utilização de um bocal e clipe nasal. O paciente é orientado a inspirar por uma resistência inspiratória pré-ajustada. Quando a pressão gerada for maior que a exercida pela mola, o ar inspirado entra pelo aparelho. Inicialmente, é ajustada uma carga de 30 a 50% da Pimáx, sendo realizado de 3 a 5 series de 10 repetições com intervalo de 1 a 2 minutos para TMI de força, para TMI de resistência é realizado com uma duração de 10 a 30 minutos, 1 ou 2 vezes ao dia, 3 a 5 vezes na semana. À medida que a força do paciente melhora, a intensidade deve ser incrementada para continuar a fornecer a carga de treinamento máxima tolerável. A sobrecarga é aumentada com o aumento de resistência da mola, geralmente de 1 a 2 cmH_2O a cada 1 ou 2 dias (Bissett et al., 2018).

Há vários fatores a serem considerados para determinar se o TMI é apropriado para um paciente na UTI que permaneceu em VM por mais de 7 dias, e esses fatores estão resumidos no Quadro 4-1 (Bissett et al., 2018).

Embora o TMI seja realizado pelo Fisioterapeuta, a interação interdisciplinar é fundamental no seu sucesso e consiste em intervenções do médico para minimizar a sedação que interfere na capacidade do paciente de compreender

Quadro 4-1. Seleção dos Pacientes

Pacientes em VM por mais de 7 dias	
Dependentes de VM	**Desmamados recentemente da VM (> 24 horas)**
Estado de alerta e cooperativo	Estado de alerta e cooperativo
PEEP ≤ 10 cmH_2O	Capaz de manter um selo labial adequado ao redor do bocal ou estar traqueostomizado
FiO_2 < 0,60	FiO_2 < 0,60
FR < 25	FR < 25
Drive estável	Sem dor intensa ou dispneia
Estável hemodinamicamente	Sem alto risco de pneumotórax ou fratura de costelas
Sem dor intensa e/ou dispneia	Após 12 meses de cirurgia pulmonar

e executar o treinamento; da enfermagem em manter o paciente bem posicionado em decúbito elevado, estabelecer em conjunto ao fisioterapeuta a melhor hora do dia para a ocorrência do TMI, que pode ser após o banho no leito ou após sentar na poltrona, como também evitar que os pacientes permaneçam hipersecretivos, realizando a aspiração endotraqueal sempre que necessário para que não interfira no treinamento; da nutricionista em adequar o suporte nutricional para o aumento da demanda energética e da psicóloga em minimizar a ansiedade do paciente.

REFERÊNCIAS BIBLIOGRÁFICAS

Berlowitz DJ, Wadsworth B, Ross J. Respiratory problems and management in people with spinal cord injury. *Breathe*. 2016 Dez.;12(4):328-40.

Associação Brasileira de Fisioterapia Cardiorrespiratória e Fisioterapia em Terapia Intensiva - ASSOBRAFIR. Parecer nº 002/2013. Fisioterapia Respiratória. Fisioterapia em Terapia Intensiva. Técnicas de Fisioterapia. Remoção de secreção. Papel da Enfermagem. Atribuições. Assistência. Paciente. Ventilação Mecânica. Aspiração, 2013.

Matilde INE, Eid RAC, Nunes AF, Ambrozin ARP, Moura RH, Carnieli-cazati D *et al*. Bronchial hygiene techniques in patients on mechanical ventilation: what are used and why? *Einstein* (São Paulo). 2018 Abr. 23;16(1).

Empresa Brasileira de Serviços Hospitalares - Ebserh. Procedimento Operacional Padrão - Fisioterapia Hospitalar no Paciente Adulto Condutas para Reabilitação Respiratória Versão 1.0, 2017. Disponível em: http://www2.ebserh.gov.br/documents/17082/3086452/POP+REABILITA%C3%87%C3%83O+RESPIRAT%C3%93RIA+ADULTO.pdf/500f4ac4-2c60-493d-9c78-6779d3be6448.

Pagotto IM, Oliveira RC, Araújo FCLC, Carvalho NAAC, Chiavone P. Comparação entre os sistemas aberto e fechado de aspiração. Revisão sistemática. *Rev Bras Ter Intensiva*. 2008;20(4):331-8.

Groppo AA, Fernandes PMP, Costa R, Stolf NAG. Ressecções pulmonares. *Rev Med*. 1981;63:31-4.

Marini JJ, Pierson DJ, Hudson LD. Acute lobar atelectasis: a prospective comparison of fiberoptic bronchoscopy and respiratory therapy. *Am Rev Respir Dis*. 1979;119:971-8.

França EÉT, Ferrari F, Patrícia F, Cavalcanti R, Duarte A, Prata B *et al*. Fisioterapia em pacientes críticos adultos: recomendações do Departamento de Fisioterapia da Associação de Medicina Intensiva Brasileira. *Rev Bras Terapia Intensiva*. 2012 Mar.;24(1):6-22.

Ciesla ND. Chest physical therapy for patients in the intensive care unit. *Phys Ther*. 1996 Jun 1;76(6):609-25.

Eltorai AEM, Caird GL, Pangborn J, Eltorai AS, Antoci V, Patel SA *et al*. Financial Impact of Incentive Spirometry. *Inquiry*. 2018 Jan-Dec;55:0046958018794993.

Malik PRA, Fahim C, Vernon J, Thomas P, Schieman C, Finley CJ *et al*. Incentive spirometry after lung resection: a randomized controlled trial. *Ann Thorac Surg*. 2018 Ago;106(2):340-5.

Overend TJ, Anderson CM, Lucy SD, Bhatia C, Jonsson BI, Timmermans C. The effect of incentive spirometry on postoperative pulmonary complications: a systematic review. *Chest.* 2001 Sep;120(3):971-8.

Barbas CSV, Ísola AM, Farias AMC, Cavalcanti AB, Gama ANC, Duarte ACM *et al.* Brazilian recommendations of mechanical ventilation 2013. Part I. *Rev Bras Ter Intensiva.* 2014;26(2).

Caruso P, Albuquerque ALP, Santana P, Cardenas LZ, Ferreira JG, Prina E *et al.* Métodos diagnósticos para avaliação da força muscular inspiratória e expiratória. *J Bras Pneumol.* 2015;41(2):110-23.

Bissett B, Leditschke A, Green M, Marzano V, Collins S, Haren FV. Inspiratory muscle training for intensive care patients: a multidisciplinary practical guide for clinicians. *Australian Critical Care* (2018), in press.

Caruso P. Treinamento dos músculos respiratórios. In: Sarmento GJV. Fisioterapia respiratória no paciente crítico. Rotinas Clínicas, 2.ed. São Paulo: Manole, 2007. p. 98-100.

Pascotini FS, Denardi C, Nines GO, Trvisan ME, Antunes VP. Treinamento muscular respiratório em pacientes em desmame da ventilação mecânica. *ABCS Health Sci.* 2014;39(1):12-6.

Bessa EJC, Lopes AJ, Rufino R. A importância da medida da força muscular respiratória na prática da pneumologia. *Pulmão RJ.* 2014;23(3):37-41.

Diretrizes Brasileiras de VM. Versão eletrônica oficial – amib e SBPT, p1-140,2013. In:http://itarget.com.br/newclients/sbpt.org.br/2011/downloads/arquivos/Dir_VM_2013/Diretrizes_VM2013_SBPT_AMIB.pdf (acesso em 20 fevereiro de 2019).

Vassilakopoulos T, Petrof BJ. Ventilator-induced diaphragmatic dysfunction. *Am J Resp Crit Care Med.* 2004;169(3):336-41.

Bissett BM, Leditschke IA, Neeman T, Boots R, Paratz J. Inspiratory muscle training to enhance recovery from mechanical ventilation: a randomised trial. *Thorax.* 2016;71:812-9.

Vorona S, Sabatini U, Al-Maqbali S, Bertoni M, Dres M, Bissett B. Inspiratory muscle rehabilitation in critically ill adults. A systematic review and meta-analysis. Ann Am Thorac Soc. 2018;15(6):735-44.

American Thoracic Society/European Respiratory Society. ATS/ERS Statement on Respiratory Muscle Testing. *Am J Respir Crit Care Med.* 2002;166:518-624.

Oliveira RA, Soares SMTP, Kousour C. Bases do treinamento muscular respiratório. In: Sarmento GJVO. *ABC da fisioterapia respiratória.* São Paulo: Barueri: Manole; 2009. p. 213-28.

Magalhães PAF, Camillo CA, Langer D3, Andrade LB, Duarte MDCMB, Gosselink R. Weaning failure and respiratory muscle function: What has been done and what can be improved. Respir Med. 2018;134:54-61.

Hutcheson KA, Barrow MP, Plowman EK, Lai SY, Fuller CD, Barringer DA. Expiratory muscle strength training for radiation-associated aspiration after head and neck cancer: a case series. *Laryngoscope*. 2018;128:1044-51.

Martin AD, Smith BK, Davenport PD, Harman E, Gonzalez-Rothi RJ, Baz M *et al.* Inspiratory muscle strength training improves weaning outcome in failure to wean patients: a randomized trial. *Crit Care*. 2011;15:R84.

Caruso P, Denari SDC, Ruiz SAL, Bernal KG, Manfrin GM, Friedrich C *et al.* Inspiratory muscle training is ineffective in mechanically ventilated critically ill patients. *Clinics*. 2005;60(6):479-84.

Tonella RM, Ratti LDSR, Delazari LEB, Junior CF, Da Silva PL, Herran ARDS *et al.* Inspiratory muscle training in the intensive care unit: a new perspective. *J Clin Med Res*. 2017;9(11):929-34.

Lee KB, Kim MK, Jeong JR, Lee WH. Reliability of an electronic inspiratory loading device for assessing pulmonary function in post stroke patients. *Med Sci Monit*. 2016;22:191-6.

MOBILIZAÇÃO PRECOCE

CAPÍTULO 5

Carla Marzullo Plens

Nos últimos anos, vários estudos têm demonstrado a importância da mobilização precoce (MP) em pacientes críticos internados em UTI, por ser viável, segura e atenuar a fraqueza muscular generalizada e o *delirium*, promovendo benefícios como: diminuição do tempo de VM, diminuição do tempo de internação na UTI e hospitalar, melhora na funcionalidade no momento da alta, diminuição da síndrome pós terapia intensiva, das reinternações e da mortalidade (Green et al., 2016; Needham et al., 2012; Morandi, 2011; Schweickert et al., 2009; Morris et al., 2008; Bailey et al., 2007).

    O conhecimento dos problemas relacionados com o imobilismo nas UTIs e sua consequência pós-alta hospitalar fez com que houvesse uma mudança de paradigma na abordagem destes pacientes e a substituição do uso de sedação profunda para as estratégias de pouca ou ausência total de sedação quando possível, possibilitando a implantação de protocolos de MP até mesmo aos pacientes em uso de ventilação mecânica (VM) invasiva (Kress, 2013; Dong et al., 2014).

    O repouso prolongado traz prejuízos a diversos órgãos, mas, principalmente, à musculatura esquelética, além disso os pacientes estão sujeitos a outros fatores de risco, como sepse, resposta inflamatória sistêmica, falência de múltiplos órgãos, VM prolongada, hiperglicemia, uso de bloqueadores neuromusculares, corticosteroides e aminoglicosídeos, que, juntamente com o repouso prolongado e a reserva muscular fisiológica do paciente pré-internação, colaboram para o desenvolvimento de uma doença/síndrome chamada fraqueza muscular adquirida na UTI (Lipshutz; Gropper, 2013; Hermans G; Van den Berghe, 2015).

    A fraqueza muscular adquirida na UTI é definida como fraqueza muscular generalizada que se desenvolve durante o curso da internação na UTI e para a qual nenhuma outra causa pode ser identificada além da própria doença crítica ou seu tratamento. Sua apresentação clínica mais típica é a tetraparesia flácida com hiporreflexia ou arreflexia associada à fraqueza muscular respiratória (Truong et al., 2009; Hodgson et al., 2013; Hermans; Van den Berghe, 2015).

Aproximadamente 25 a 60% dos pacientes desenvolvem fraqueza muscular adquirida na UTI podendo ter como potenciais contribuintes a miopatia e, a polineuromiopatia do paciente crítico ou ambas. Sua fisiopatologia é complexa e ainda pouco obscura, envolvendo mecanismos elétricos, microvasculares, metabólicos e bioenergéticos que levam a perda de força e/ou atrofia muscular (Bednarik, et al., 2005; De Jonghe et al. 2002)

A imobilidade no leito além de acometer os músculos esqueléticos resultando em perda de força, resistência muscular e massa muscular, ocasiona também alterações cardiovasculares, pulmonares, na composição corpórea e no sistema nervoso central, contribuindo para consequências a longo prazo como a síndrome pós-terapia intensiva que inclui disfunções física, mental e cognitiva tendo impacto na qualidade de vida dos pacientes (Puthucheary et al., 2013).

Um dos principais fatores de risco para a fraqueza adquirida na UTI é a sepse. Pacientes com câncer têm de 3 a 5 vezes maior risco de sepse grave em comparação com pacientes sem câncer, enfatizando a importância da mobilização precoce nesta população (Vincent et al., 2009; Kollef; Fraser, 2011).

A mobilização precoce é definida como a aplicação intensa e precoce da fisioterapia ao paciente criticamente enfermo e internado em UTI (geralmente iniciada nos primeiros dias de internação), mesmo nos pacientes em uso de VM invasiva, podendo associar alguns recursos, como a estimulação elétrica transcutânea, cicloergômetro, dispositivos para sedestação no leito, ortostatismo e deambulação.

Um dos estudos pioneiros sobre a mobilização precoce foi publicado em 2008 por Morris et al., no qual os autores utilizaram um protocolo de mobilização precoce a ser aplicado em pacientes com menos de 48 horas de VM e demonstraram que a mobilização precoce é viável, segura, não aumenta os custos e reduz o tempo de internação na UTI e na permanência hospitalar nos pacientes que receberam intervenção precocemente. Ao se acompanhar os pacientes durante um ano após a alta hospitalar, verificaram que a melhor funcionalidade na alta hospitalar estava correlacionada com menor número de readmissões e menor índice de mortalidade (Morris et al., 2008; Morris et al., 2011).

AVALIAÇÃO FUNCIONAL

O principal objetivo da mobilização precoce é restabelecer a funcionalidade do paciente a seu estado prévio à internação, para isso é necessário a avaliação funcional do paciente no momento de sua admissão na UTI, sempre que houver alguma mudança de quadro clínico e na alta da UTI e hospitalar.

A avaliação funcional juntamente com a análise dos critérios de segurança do paciente auxilia na tomada de decisão quanto ao tipo, a intensidade do exercício e sua progressão, otimizando o atendimento e diminuindo o risco de eventos adversos.

Existem várias escalas de avaliação funcional validadas para serem utilizadas em UTI, as mais utilizadas até o momento são: *Medical Research Council Scale (MRC)* (Anexo 2), Medida de Independência Funcional (MIF), Escala de Mobilidade em UTI de Perme (*Perme Intensive Care* Unit Mobility Escore), Teste de Função Física na UTI (*Physical Function ICU Test* – PFIT-s), Escala de Mobilização em UTI cirúrgica (*Surgical Optimal Mobility Escore* – SOMS), Escala de Estado Funcional – UTI (FSS-ICU da sigla em inglês *Functional Status Escore for the Intensive Care Unit*), Escala de Mobilidade da UTI (ICU *Mobility Scale* – IMS) e Escala de Mais Alta Mobilidade da Johns Hopkins (*Johns Hopkins High Level Mobility* – JH-HLM) (Ferreira, 2018, Nawa, Yamaguti, 2016) (Anexo 3).

A MRC é utilizada para avaliar a força muscular de seis grupos musculares bilateralmente: abdução do ombro, flexão do cotovelo, extensão do punho, flexão do quadril, extensão do joelho e flexão plantar. Para cada articulação avaliada bilateralmente é dada uma pontuação de 0 (ausência de movimento) a 5 (movimento presente e vence resistência normal).

Após a mensuração da força de cada grupo muscular bilateralmente, devem-se somar os valores para verificar a pontuação total do paciente naquele instante (podendo variar de 0-60). Valores de MRC inferiores a 48 indicam fraqueza muscular periférica e quando inferiores a 30 fraqueza muscular periférica grave. Como regra geral, pacientes que apresentam MRCs ≥ 48 pontos ou média de MRC para cada segmento ≥ 4 pontos conseguem ficar de pé (pelo menos com apoio/assistência).

A MIF avalia a capacidade funcional dos pacientes em 18 atividades agrupadas em 6 domínios: autocuidados, controle de esfíncter, transferências, locomoção, comunicação e cognição social. Cada domínio é pontuado em uma escala que varia de 0 (dependência total) a 7 (independência total). Quanto maior a pontuação, melhor é a funcionalidade do paciente (Riberto *et al.*, 2004).

Embora não seja uma escala específica para UTIs, a MIF tem sido muito utilizada mesmo que de forma adaptada para avaliar a funcionalidade em pacientes críticos e semicríticos em UTIs, porém requer treinamento com profissional credenciado para que possa ser utilizada.

A escala de Perme é uma escala de avaliação da mobilidade do paciente, composta por 15 pontos divididos em sete domínios, em que as barreiras ou os dispositivos usados pelos pacientes, como acessos femorais ou presença de VM, têm pontuação, pois interferem no estado de mobilidade do paciente. A pontuação máxima da escala de Perme é de 32 pontos e, novamente, para uma pontuação maior, melhor o grau de mobilidade/funcionalidade do paciente (Kawaguchi *et al.*, 2016; Perme *et al.*, 2014).

A PFIT avalia quatro itens importantes: a necessidade de ajuda para o paciente passar da posição sentado para em pé, qualificando de acordo com o nível de dependência. Se necessita de ajuda por parte do paciente de uma ou duas pessoas, com valores de 0 (incapacidade de realizar mesmo com auxílio) a 3 (capacidade de realizar sem nenhuma assistência); a cadência em marcha estacionária (passos/min) com valores de 0 (nenhum passo) a 3 (acima de 80 passos/min); a força em extensores de joelho e a força de flexores de ombro, utilizando para a avaliação de Oxford com valores de 0 (para graus 0, 1 e 2 de FM) e a 3 (para grau 5 de FM) (Denehy *et al.*, 2013).

A escala SOMS é um algoritmo utilizado para quantificar a capacidade de o paciente realizar algumas atividades com objetivo de direcionamento de metas para a mobilização precoce nas UTIs cirúrgicas e tem uma pontuação simples, variando de 0 (sem mobilização) a 4 (deambulação). Quando utilizada no primeiro dia de admissão na UTI cirúrgica é um preditor independente de tempo de permanência na UTI cirúrgica e hospitalar, e de mortalidade hospitalar (Meyer *et al.*, 2013; Kasotakis *et al.*, 2012).

A FSS-ICU foi proposta para ser utilizada em UTIs, pois contempla atividades que permitem a avaliação de pacientes com baixos níveis de capacidade funcional. A ferramenta agrupa um total de cinco atividades em duas categorias: pré-deambulação e locomoção. Na categoria pré-deambulação são avaliadas as atividades de rolar, transferência de supino para sentado e transferência de sentado para ortostatismo. Na categoria locomoção são avaliadas as atividades de sentar à beira do leito e deambular (Zanni *et al.*, 2010; Silva VZM *et al.*, 2017).

O sistema de pontuação da FSS-ICU é semelhante ao da MIF que varia de 0 (dependência total) a 7 (independência total), sendo a pontuação mínima 5 pontos e a máxima cumulativa 35 pontos. Altas pontuações caracterizam pacientes com maior independência funcional para realizar as atividades propostas

A IMS é uma escala para mensurar objetivamente a mobilidade dos pacientes internados na UTI. Esse instrumento possui uma pontuação que varia de 0 e 10, em um único domínio, sendo que a pontuação zero expressa baixa mobilidade (interpretada como o paciente que realiza apenas exercícios passivos no leito) e a pontuação 10 expressa alta mobilidade (paciente que apresenta deambulação independente, sem auxílio) (Hodgson *et al.*, 2014; Kawaguchi *et al.*, 2016).

A escala JH-HLM foi desenvolvida com base nas informações da equipe multidisciplinar (enfermagem, fisioterapeutas, médicos etc.) como medida de desempenho para projetos de melhoria na qualidade, com o objetivo de promover a mobilidade do paciente. Deve-se registrar a mobilidade que um paciente hospitalizado realmente tem, não o que ele é capaz de fazer. O registro é baseado na observação e deve refletir o mais alto nível de mobilidade que um paciente realizou desde o último registro. É recomendado realizar duas vezes ao dia, durante as horas de vigília. Usada para quantificar a mobilidade, sua pontuação varia de 1 a 8, sendo 1 o menor nível de mobilidade (apenas deitado no leito) e 8 o maior nível de mobilidade (deambular mais de 76 metros) (Hoyer *et al.*, 2016).

A Escala de Karnofsky (KPS, do inglês *Karnofsky Performance Scale*) e a Escala de Zubrod/Eastern Cooperative Oncology Group (ECOG) são as mais utilizadas como avaliação específica de indivíduos com câncer na tentativa de quantificar o seu bem-estar. Na KPS, a pontuação varia de 0 a 100, de acordo com a habilidade do paciente em executar atividades rotineiras, onde 100 corresponderia à "saúde perfeita" e 0 à morte. Na ECOG os pacientes são classificados em escala que varia de 0 a 4, em que 0 corresponde à saúde perfeita. Ambas indicam o *status* de desempenho (condição de desempenho) dos pacientes (INCA, 2002).

A escala de Karnofsky é simplificada por Zubrod, em 4 níveis de *status* de desempenho – PS que serve de base para avaliações e decisões de condutas terapêuticas (Anexo 4).

BARREIRAS À MOBILIZAÇÃO PRECOCE

Na UTI, o paciente encontra-se cercado por acessos vasculares ou periféricos, equipamentos, além de outros fatores que ainda podem estar presentes, como a VM e necessidade de sedação, muitas vezes ainda de forma incorreta, com instabilidade hemodinâmica, respiratória e neurológica. Todos esses fatores isolados ou agrupados associados à falta de equipamentos e equipe multidisciplinar destreinada ou insuficiente constituem barreiras que dificultam a mobilização precoce do paciente.

De acordo com Dubb (2016), as barreiras são classificadas em quatro categorias:

- *Barreiras relacionadas com o paciente:* gravidade da doença, instabilidade hemodinâmica e arritmias, instabilidade respiratória e assincronia paciente-ventilador, dor, fadiga e privação do sono, estado nutricional precário e obesidade, barreiras neuropsicológicas, agitação e *delirium*, recusa do paciente, desmotivação e ansiedade e cuidados paliativos.
- *Barreiras estruturais:* número limitado de profissionais e equipamentos, treinamento inadequado ou inexistente para os profissionais envolvidos, tempo limitado para a realização da MP, falta de um protocolo de MP específico.
- *Barreiras culturais:* ausência de uma cultura de MP, falta de conhecimento dos profissionais sobre os benefícios, os efeitos adversos e os riscos da MP, falta de conhecimento por parte dos pacientes e seus familiares e falta de apoio por parte dos profissionais envolvidos.
- *Barreiras relacionadas com o processo de MP:* falta de coordenação e planejamento para implementação, dubiedade sobre o papel, as responsabilidades

e expectativas dos profissionais e falta de avaliação diária para a seleção dos pacientes elegíveis para a MP.

Segundo Bailey (2007), essas barreiras podem ser subdivididas em duas categorias: as modificáveis como por exemplo: acessos vasculares, sedação e VM e as não modificáveis como por exemplo: instabilidade hemodinâmica, respiratória e neurológica.

As barreiras modificáveis são aquelas que podem ser melhoradas com treinamento/educação continuada da equipe e estão normalmente relacionadas com a rotina da unidade. São mais limitadoras do que impeditivas para o atendimento.

As barreiras não modificáveis são aquelas independentes da coesão ou do treinamento da equipe. Nessa condição, existe um alto risco para o atendimento do paciente ou o atendimento não é possível de ser realizado.

Dor

Estima-se que 53% e 64-90% dos pacientes com câncer e câncer avançado, respectivamente, sofrem de dor; com mais de um terço dos pacientes com dor moderada-severa. Extrapolando esses dados, é esperada uma prevalência maior de dor entre os pacientes críticos com câncer, porém os pacientes nem sempre oferecem informações de dor quando internados em UTI em razão dos conceitos equivocados de que a dor é um componente do processo da doença, o que contribui para o sofrimento silencioso dos pacientes (Gupta et al., 2015).

Os pacientes com câncer frequentemente experimentam mais de um tipo e locais de dor e um componente de dor neuropática está presente em 30% da dor oncológica. A dor neuropática do câncer é frequentemente multifatorial tendo como algumas das causas: a infiltração direta do tumor, compressão de nervos e plexo, quimioterapia, radioterapia, lesão de nervos e cicatrizes em decorrência de cirurgia (Gupta et al., 2016).

Pacientes oncológicos críticos devem ser rotineiramente avaliados pela equipe multiprofissional quanto a presença e intensidade da dor para adequada prescrição médica dos medicamentos analgésicos e/ou intervenção não farmacológica, como por exemplo a neuro estimulação elétrica transcutânea (TENS), possibilitando desta forma sua mobilização precoce. As escalas utilizadas para avaliação da dor é a EVN (escala verbal numérica) e EVA (escala visual analógica) (Anexo 5), instrumentos elegíveis para mensurar a intensidade da dor em pacientes conscientes. Os valores variam de 0 (nenhuma dor) a 10 (dor intensa) (Guimarães et al., 2014; Martinez et al., 2011).

Um problema comum nas UTIs é a existência de grande número pacientes graves que se encontram inconscientes e em ventilação mecânica, ou seja, impossibilitados de se expressarem verbalmente de forma efetiva, seja devido à doença de base ou pelo uso de sedativos com ou sem bloqueio neuromuscular. A BPS (*Behavioral Pain Scale*) (Anexo 5) é usada para avaliar a dor em pacientes sedados e inconscientes sob ventilação mecânica. Ela consiste na avaliação de três aspectos: expressão facial, movimentos corporais e tolerância à ventilação mecânica e permite definir a intensidade da dor entre 3 pontos (nenhuma dor) e 12 pontos (a maior intensidade de dor) (Morete et al., 2014).

Fadiga Relacionada com o Câncer

A fadiga relacionada com o câncer é definida como uma sensação subjetiva e persistente de cansaço físico, cognitivo e/ou emocional, relacionado com o câncer e seu tratamento, o que não é proporcional à atividade recente e que interfere com atividades diárias do paciente (NCCN, 2017).

A fadiga relacionada com o câncer é o efeito colateral mais comum do tratamento do câncer, com prevalências que variam de 60 a 96%.

Para muitos pacientes com câncer, a fadiga é o mais angustiante sintoma, quando não tratado, que causa a maior quantidade de interferência com a vida diária, reduzindo a função mental e física, perturbando o humor, e interferindo com as atividades habituais, afetando a qualidade de vida negativamente (Finsterer; Mahjoub, 2014; Barsevick, et al., 2013).

A fadiga relacionada com o câncer é uma percepção subjetiva que pode ser avaliada por escalas simples de 0 a 10, onde 0 corresponde a nenhuma fadiga e 10 ao grau máximo de fadiga, ou pelo pictograma de fadiga (Anexo 6), que é um instrumento validado e aplicável a pacientes oncológicos. Esse instrumento possui dois conjuntos de cinco ilustrações legendadas que indicam a intensidade do cansaço e seu impacto na rotina do paciente (Mota et al., 2009).

Embora a fadiga seja um sintoma comum em pacientes com câncer, é pouco valorizada na clínica diária. Nas últimas décadas, a fadiga tem tido um reconhecimento cada vez maior pelo seu impacto na qualidade de vida e sobrevida do paciente. A fadiga também é um dos sintomas cardinais da IC. A cardiovigilância e a cárdio-oncologia são conceitos que vêm sendo incorporados pelas equipes multidisciplinares que atuam junto ao paciente com câncer. Dessa forma, a identificação da fadiga e de seus mecanismos fisiopatológicos, sua correta estratificação e sua abordagem terapêutica são etapas fundamentais a serem cumpridas pelos profissionais de saúde envolvidos no cuidado do paciente com câncer (Borges et al., 2018; Almeida et al., 2012).

Metástases Ósseas e Outros Riscos de Fratura

As metástases ósseas são comuns em pacientes com câncer avançado, particularmente aqueles com câncer de mama e próstata, porém há outros tumores sólidos que normalmente afetam os ossos: pulmão, tireoide, rim e bexiga. A remodelagem óssea natural encontra-se alterada, enfraquecendo a integridade do osso e colocando os pacientes em risco de desenvolverem fraturas ósseas patológicas (Moos et al., 2016; Lynch; Fischbach, 2014).

Com os avanços no diagnóstico e tratamento do câncer, os pacientes com diagnóstico de metástase óssea tiveram aumento da sobrevida, porém, aumento também do curso da doença e das sequelas associadas, tornando-se um dos principais objetivos do tratamento o controle dos sintomas. A dor está entre os sintomas mais comuns das metástases ósseas em pacientes com doença avançada (Moos *et al.*, 2016).

O mieloma múltiplo é um câncer de medula óssea com incidência maior na sétima década de vida e sua característica é a destruição óssea osteolítica que está presente em até 70% dos pacientes no diagnóstico, causando dor óssea severa e risco de fraturas patológicas.

As fraturas vertebrais patológicas levam à deformidade e instabilidade da coluna vertebral, sendo necessárias cirurgias para fixação que frequentemente deixam pacientes com dor crônica e flexibilidade e mobilidade reduzidas Estudos mostraram que um programa de exercício físico é viável, seguro e eficaz quanto à melhoria de qualidade de vida em pacientes com mieloma múltiplo (Groeneveldt *et al.*, 2013).

Os pacientes com metástases ósseas ou mieloma múltiplo devem ser avaliados quanto aos locais e à gravidade do acometimento ósseo, levando em consideração o tipo e intensidade do exercício a ser realizado e a necessidade ou não do uso de órteses para minimizar o risco de complicações durante a MP.

Distúrbios do Sono

Os distúrbios do sono são frequentes em pacientes internados em UTI. A privação e fragmentação do sono causam alterações nos ritmos circadianos e no ciclo sono-vigília, que além de prejudicar a qualidade do sono e causar cansaço e sonolência diurna no dia seguinte, também alteram os processos fisiológicos normais e dificultam a recuperação do paciente (Pisani *et al.*, 2015).

Alguns estudos têm mostrado a associação da privação do sono como um fator de risco para o *delirium*, para alterações no sistema imunológico, para alterações na regulação neuroendócrina levando a resistência à insulina e como consequência à hiperglicemia que está associada à fraqueza muscular, e alterações também na função pulmonar. Estas condições são clinicamente relevantes para pacientes oncológicos em UTI podendo levar ao aumento da morbidade e mortalidade. Estes dados fornecem um incentivo para prevenir e/ou corrigir os fatores que causam os distúrbios do sono em pacientes de UTI (Bannon *et al.*, 2016; Pisani *et al.*, 2015).

A má qualidade do sono leva a reduções significativas nos níveis de energia e atividade física e afeta negativamente a capacidade funcional em indivíduos não criticamente doentes. Esta observação tem levado a especulações de que a privação do sono pode ser uma importante e modificável barreira para MP com impacto na recuperação física de uma doença crítica (Kamdar *et al.*, 2016).

As etiologias da privação do sono na UTI são multifatoriais e podem estar relacionadas com o ambiente (elevados níveis de ruído e luminosidade, presença e atuação da equipe multiprofissional), relacionadas com as intervenções (VM, cirurgias, medicamentos, procedimentos invasivos) e relacionadas com o próprio paciente (doença de base, dor, estado emocional, tempo prolongado no leito, distúrbios do sono prévios) (Pisani *et al.*, 2015).

A restauração do ciclo sono-vigília e do ritmo circadiano pode se tornar um objetivo terapêutico na UTI.

A melhora da qualidade do sono do paciente crítico pode ser justificada pela qualidade no cuidado com métodos não farmacológicos por meio da implantação de ações preventivas que incluem a manutenção do ciclo sono--vigília normal, redução do ruído e da luminosidade noturna e a organização das atividades assistenciais possibilitando períodos ininterruptos de sono (Beltrami *et al.*, 2015, Bannon *et al.*, 2016).

Reservas Orgânicas

Deve-se levar em consideração que os pacientes criticamente enfermos já possuem uma reserva cardiovascular e respiratória debilitada, e a prática de atividades pode exigir muito de um sistema já sobrecarregado. Além disso, muitos pacientes já possuíam hábitos de vida sedentários e uma resposta ao exercício comprometida antes de iniciar a mobilização (Hodgson, 2014).

Os critérios cardiovasculares a serem considerados para iniciar a MP são:

- Frequência cardíaca (FC) < 50% da FC máxima.
- Pressão arterial sistólica (PAS) entre 90 e 170 mmHg.
- Pacientes que não necessitem de doses altas de vasopressores.
- Ausência de arritmias descontroladas, angina instável, infarto agudo do miocárdio recente ou disfunções cardíacas importantes.
- Ausência de recentes mudanças no eletrocardiograma (ECG) de repouso.

Os critérios respiratórios a serem considerados para iniciar a MP são:

- Possibilidade de se manter a VM durante o tratamento.
- Relação entre pressão arterial de oxigênio (PaO_2) e fração inspirada de oxigênio (FiO_2) – PaO_2/FiO_2 > 300.
- Saturação periférica de oxigênio (SpO_2) > 90%.
- FiO_2 ≤ 55%.
- PaO_2 > 60 mmHg.
- Pressão arterial de gás carbônico ($PaCO_2$) de 50-55 mmHg.
- Ventilação minuto pelo peso corporal > 150 mL/kg.
- Frequência respiratória (FR) até 30 ciclos/minuto em suporte ventilatório adequado.

Os critérios clínicos e laboratoriais a serem considerados para iniciar a MP são:

- Hemoglobina: > 7 g/dL.
- Alterações da coagulação: plaquetas > 20.000 células/mm³.
- Contagem de células brancas: 4.300-10.800 células/mm³.
- Temperatura corporal: < 38°C.
- Excesso de peso deve ser gerenciado (cuidado especial deve ser dado aos pacientes com índice de massa corporal – IMC > 35kg/m²).
- Nível de glicose no sangue: 3,5-20 mmol/L.
- Níveis dos eletrólitos sódio, potássio e cálcio normais.
- Avaliação exaustiva de pacientes que referem dor, fadiga, dispneia.
- Pressão intracraniana (PIC): < 20 mmHg.

Não há um consenso quanto às doses de drogas vasopressoras ou FiO_2 máxima, mas < 0,60 foi considerado seguro para iniciar a mobilização ativa. Alguns autores consideram uma dose máxima de noradrenalina de 0,2 μg kg-1 min-1 e FiO_2 < 0,55 ou 0,60 como sendo seguros.

Segundo Hickmann *et al.* (2016), mobilizar pacientes com doses mais elevadas de vasopressor e FiO_2 é possível sem aumento dos riscos. Contudo, com base nos dados do estudo foram incapazes de propor limites teóricos à mobilização e a opinião do grupo é de que não há limitação de FiO_2 ou de dose de vasopressor, mas sim uma condição estabilizada do paciente com estes suportes.

Dispositivos e Infusões Contínuas

Pacientes em UTIs frequentemente encontram-se com um ou mais dispositivos como: cateter de Foley, tubo endotraqueal, cânula de traqueostomia, cateter central, cateter periférico, pressão arterial invasiva, cateter de diálise, cateter central inserido perifericamente (PICC), sonda de gastrostomia percutânea, sonda de jejunostomia percutânea, sonda nasogástrica, dreno torácico, marca-passo temporário, PCA (*patient controlled analgesia* – controle de analgesia pelo paciente) epidural, balão intra-aórtico, dispositivo de assistência ventricular esquerda, terapia contínua de substituição renal, drenos lombares etc. Além de necessitarem de infusões contínuas como: vasopressores, inotrópicos, insulina, antiarrítmicos, sedações, antibióticos, fluidos, reposição de eletrólitos, transfusão sanguínea etc.

Existe a possibilidade de deslocamento, obstrução ou retirada acidental desses dispositivos, acarretando em efeitos adversos que podem colocar a vida do paciente em risco. Em pacientes com dificuldade de acesso vascular, com múltiplos acessos ou com distúrbios de sangramento, a imobilidade parcial ou total dos mesmos no leito em algumas UTIs ainda é comum. Entretanto, estudos recentes demonstraram que a mobilização dos pacientes é segura e não impõe um aumento de risco se for realizada por uma equipe devidamente treinada (Leditschke et al., 2012; Mendez-Tellez et al., 2013; Lima et al., 2015).

SEGURANÇA DO PACIENTE

A incidência de eventos adversos associados à MP progressiva de pacientes em UTI é baixa ($\leq$ 4%) e a maioria dos eventos adversos foi transitória e benigna. De qualquer forma, é importante considerar os potenciais benefícios *versus* os potenciais efeitos adversos associados à mobilização progressiva precoce (Adler; Malone, 2012).

A fim de que a MP seja realizada com segurança em um ambiente de UTI, com um risco mínimo de eventos adversos, os pacientes devem ser cuidadosamente avaliados antes e durante qualquer intervenção. Tal avaliação é facilitada pela disponibilidade de critérios objetivos que indicam que é sensato ou seguro iniciar ou interromper a MP (Hodgson et al., 2014; Schweickert et al., 2009).

De acordo com os principais estudos, os critérios de segurança para não realizar a mobilização ativa ou para interromper a atividade iniciada são:

- *Pressão arterial:* pressão arterial média (PAM) < 65 ou > 110 mmHg, PAS > 180 mmHg, mais de 20% de diminuição da PAS e/ou da pressão arterial diastólica (PAD), hipotensão ortostática e presença de doses significantes de medicação vasopressora.
- *Frequência cardíaca:* < 40 ou > 130 bpm, > 70% FC máxima predita para idade, mais de 20% de diminuição da FC em repouso, presença de novo quadro arrítmico, novo IAM pelo ECG, enzimas cardíacas alteradas ou relato de novo episódio de dor torácica.
- *Ventilação mecânica:* FiO_2 > 60% com PaO_2 < 70 mmHg; pressão positiva expiratória final (PEEP) > 15 cmH_2O, assincronia paciente-ventilador; alteração do modo ventilatório para assisto-controlado.
- *Frequência respiratória e oxigenação:* frequência respiratória > 40 ipm, SpO_2 < 88-90% ou queda de 4% do valor basal em repouso.
- *Nível de consciência:* paciente sonolento, não colaborativo (RASS $\leq$ -2) ou agitado (RASS $\geq$ 2).
- *Outras considerações:* paciente apresentando palidez ou sudorese fria, hipoglicemia, temperatura corporal > 38-39°C, quadro hemorrágico agudo, convulsão não controlada ou recusa do paciente.

Os critérios de segurança são estabelecidos para a avaliação da mobilização ativa, não considerando a mobilização passiva. De acordo com o treinamento da equipe ou com o perfil do paciente, alguns valores ou situações citados anteriormente podem ser alterados e a mobilização considerada no leito ou fora do leito. Nos casos em que o paciente apresenta alguma dessas situações, a conduta deve sempre ser discutida com os outros membros da equipe e com o fisioterapeuta responsável (Hodgson et al., 2014).

A preocupação com a segurança do paciente não deve ser considerada uma barreira para a MP e sim um fator a ser considerado como critério inicial de qualquer intervenção possibilitando obter resultados satisfatórios com as condutas propostas sem que haja prejuízo para os pacientes em razão de evento adverso que poderia ter sido prevenido se bem avaliada, previamente, a escolha do procedimento a ser realizado.

PROTOCOLO DE MOBILIZAÇÃO PRECOCE E SISTEMÁTICA

A imobilização no leito pode afetar adversamente diversos órgãos e sistemas, apresentando as seguintes consequências:

- *Sistema musculoesquelético:* diminuição da síntese de proteína muscular, atrofia muscular e diminuição da massa muscular magra, diminuição da força muscular, diminuição da capacidade de exercício, encurtamento do tecido conjuntivo e contraturas articulares, diminuição da densidade óssea, úlceras por pressão.
- *Sistema cardiopulmonar:* atelectasia, pneumonia, diminuição da pressão inspiratória máxima e capacidade vital forçada, intolerância ortostática, diminuição do débito cardíaco, do volume sistólico e da resistência vascular periférica, função microvascular prejudicada, diminuição da resposta cardíaca à estimulação do seio carotídeo.
- *Sistema endócrino e metabólico:* diminuição da sensibilidade à insulina, diminuição da atividade do "sistema renina-angiotensina-aldosterona" e plasma, aumento do peptídeo natriurético atrial.
- *Sistema nervoso central:* redução da função cognitiva, *delirium* e desorientação.

Os fisioterapeutas são o ponto central dos protocolos de intervenção de mobilização precoce progressiva ao paciente crítico, mas outros profissionais, como médico, terapeuta ocupacional, enfermeiro e técnicos de enfermagem também estão envolvidos nesta abordagem.

Antes de se iniciar a sessão de fisioterapia com o paciente, deve-se verificar as condições clínicas compatíveis com a intensidade de exercício e com o tipo de atividade que está se propondo. Após iniciada a mobilização, os critérios de segurança devem ser avaliados para interrupção da atividade.

A MP deve ser iniciada na maioria dos pacientes críticos, nas primeiras 24 horas da admissão do paciente na UTI, mesmo que em VM, uso de drogas vasopressoras e/ou terapia de hemodiálise.

Em 2008, uma força-tarefa realizada pela European Respiratory Society e pela European Society of Intensive Care Medicine estabeleceu uma sequência de progressão das atividades para mobilização no ambiente de terapia intensiva, tomando como referência a intensidade dos exercícios da seguinte forma: mudança de decúbitos e posicionamento funcional; mobilização passiva; exercícios ativo-assistidos e ativos; uso de cicloergômetro na cama; sentar na borda da cama; ortostatismo; caminhada estática; transferência da cama para a poltrona; exercícios na poltrona; caminhada (Gosselink R et al., 2018).

Baseando se nos protocolos descritos nos principais estudos de intervenção em mobilização precoce (Buttignol M, Pires Neto RC, Annoni R, 2016), segue abaixo um protocolo recomendado para pacientes oncológicos.

Inicialmente os pacientes são avaliados quanto à escala de sedação de RASS ou Escala de Coma de Glasgow (Anexo I).

- **Nível 1 (paciente inconsciente) – RASS -5/-2, Glasgow ≤ 8, ECOG 4, KPS 10 - 20%:** realização de mobilização passiva no leito, incluindo alongamentos, mudança de decúbito e posicionamento funcional. As mobilizações passivas podem ser feitas em todas as articulações dos membros superiores (MMSS) e membros inferiores (MMII), no mínimo, duas vezes ao dia. Para cada articulação, podem ser realizadas dez mobilizações em todo o arco de movimento. Os alongamentos poderão ser realizados duas a três vezes para cada grupo muscular (peitorais, isquiotibiais, adutores, abdutores e panturrilhas) durante 10 a 20 segundos.
- **Nível 2 (paciente consciente) – RASS -1/+1, Glasgow > 8, MRC ≤ 2, ECOG 3, KPS 30-40%:** realização da mesma mobilização do nível 1, acrescentado exercícios ativos assistidos e ativos livres, transferência passiva para sedestação na poltrona, prancha ortostática e eletroestimulação neuromuscular.
- **Nível 3 (paciente consciente) – RASS -1/+1, Glasgow > 8, MRC > 2, ECOG 2, KPS 50-60%:** realização da mesma mobilização do nível 2, acrescentando mobilização ativa contra gravidade e resistida manualmente, cicloergômetro, transferência para sedestação à beira do leito, treino de equilíbrio e de atividades de vida diária.
- **Nível 4 (paciente consciente) – RASS -1/+1, Glasgow > 8, MRC ≥ 3, ECOG 1, KPS 70-80%:** realização da mesma mobilização do nível 3, acrescentando exercícios resistidos com auxílio de pesos, transferência ativa para poltrona e ortostase.
- **Nível 5 (paciente consciente) – RASS -1/+1, Glasgow > 8, MRC ≥ 4, ECOG 0, KPS 90-100%:** realização da mesma mobilização do nível 4, acrescentando treino de equilíbrio em ortostase, transferência de peso e deambulação assistida ou independente.

REFERÊNCIAS BIBLIOGRÁFICAS

Green M, Marzano V, Leditschke IA, Mitchell I, Bissett B. Mobilization of intensive care patients: a multidisciplinary practical guide for clinicians. *J Multidiscip Healthc.* 2016;9:247-56.

Needham DM, Davidson J, Cohen H, Hopkins RO, Weinert C, Wunsch H et al. Improving long-term outcomes after discharge from intensive care unit: report from a stakeholders' conference. *Crit Care Med.* 2012;40:502-9.

Morandi A, Brummel NE, Ely EW. Sedation, delirium and mechanical ventilation: the 'ABCDE' approach. *Curr Opin Crit Care* 2011;17:43-9.

Schweickert WD1, Pohlman MC, Pohlman AS, Nigos C, Pawlik AJ, Esbrook CL et al. Early physical and occupational therapy in mechanically ventilated, critically ill patients: a randomised controlled trial. *Lancet.* 2009;373(9678):1874-82.

Morris PE, Goad A, Thompson C, Taylor K, Harry B, Passmore L et al. Early intensive care unit mobility therapy in the treatment of acute respiratory failure. *Crit Care Med.* 2008 Aug;36(8):2238-43.

Bailey P, Thomsen GE, Spuhler VJ, Blair R, Jewkes J, Bezdjian L et al. Early activity is feasible and safe in respiratory failure patients. *Crit Care Med.* 2007;35:139-45.

Kress JP. Sedation and mobility: changing the paradigm. *Crit Care Clin.* 2013 Jan;29 (1):67-75.

Dong ZH, Yu BX, Sun YB, Fang W, Li L. Effects of early rehabilitation therapy on patients with mechanical ventilation. *World J Emerg Med.* 2014;5(1).

Lipshutz AK, Gropper MA. Acquired neuromuscular weakness and early mobilization in the intensive care unit. *Anesthesiology* 2013 Jan;118(1):202-15.

Hermans D, Van den Berghe G. Clinical review: intensive care unit acquired weakness. *Crit Care.* 2015;19:274-82.

Truong AD, Fan E, Brower RG, Needham DM. Bench-to-bedside review: mobilizing patients in the intensive care unit: from pathophysiology to clinical trials. *Crit Care*

Hodgson CL, Berney S, Harrold M, Saxena M, Bellomo R. Clinical review: early patient mobilization in the ICU. *Crit Care.* 2013;17:207.

Bednarík J, Vondracek P, Dusek L, Moravcova E, Cundrle I. Risk factors for critical illness polyneuromyopathy. *J Neurol.* 2005;252:343-51.

De Jonghe B, Sharshar T, Lefaucheur JP, Authier FJ, Durand-Zaleski I, Boussarsar M et al. Paresis acquired in the intensive care unit: a prospective multicenter study. *JAMA.* 2002;288:2859-67.

Puthucheary ZA, Rawal J, McPhail M, Connolly B, Ratnayake G, Chan P et al. Acute skeletal muscle wasting in critical illness. *JAMA.* 2013;310:1591-600.

Vincent JL, Rello J, Marshall J, Silva E, Anzueto A, Martin CD et al. EPIC II Group of Investigators International study of the prevalence and outcomes of infection in intensive care units. *JAMA.* 2009;302:2323-9.

Kollef MH, Fraser VJ. Antibiotic resistance in the intensive care unit. *Ann Intern Med.* 2011;134:298-314.

Morris PE, Griffin L, Berry M, Thompson C, Hite RD, Winkelman C et al. Receiving early mobility during an intensive care unit admission is a predictor of improved outcomes in acute respiratory failure. *Am J Med Sci.* 2011 May;341(5):373-7.

Ferreira LL. Escalas de avaliação funcional em terapia intensiva: revisão de literatura. *Rev Aten Saúde.* 2018;16(56):108-14.

Nawa RK, Yamaguti WPS. Escalas funcionais em unidade de terapia intensiva. In: Martins JA, Andrade FMD, Beraldo MA (Orgs.). Associação Brasileira de Fisioterapia Cardiorrespiratória e Fisioterapia em Terapia Intensiva; PROFISIO Programa de Atualização em Fisioterapia em Terapia Intensiva Adulto: Ciclo 6.

Porto Alegre: Artmed/Panamericana; 2016. p. 59-101. (Sistema de Educação em Saúde Continuada a Distância, v. 4.)

Riberto M, Miyazaki MH, Jucá SSH, Sakamoto H, Pinto PPN, Battistella LR. Validação da Versão Brasileira da Medida de Independência Funcional. *Acta Fisiatr.* 2004;11(2):72-6.

Kawaguchi YMF, Nawa RK, Figueiredo TB, Martins L, Pires-Neto RC. Perme Intensive Care Unit Mobility Score and ICU Mobility Scale: translation into Portuguese and cross-cultural adaptation for use in Brazil. *J Bras Pneumol.* 2016;42(6):429-34.

Perme C, Nawa RK, Winkelman C, Masud F. A tool to assess mobility status in critically ill patients: the perme intensive care unit mobility score. *Methodist Debakey Cardiovasc J. Texas* 2014.

Denehy L, de Morton NA, Skinner EH, Edbrooke L, Haines K, Warrillow S et al. A physical function test for use in the intensive care unit: validity, responsiveness, and predictive utility of the physical function ICU test (scored). *Phys Ther.* 2013;93(12):1636-45.

Meyer MJ, Stanislaus AB, Lee J, Waak K, Ryan C, Saxena R et al. Surgical Intensive Care Unit Optimal Mobilisation Score (SOMS) trial: a protocol for na international, multicentre, randomised controledt rial focused on goal-directed earlymobilisation of surgical ICU patients. *BMJ Open.* 2013;3:1-11.

Kasotakis G, Schmidt U, Perry D, Grosse-Sundrup M, Benjamin J, Ryan C et al. The surgical intensive care unit optimal mobility score predicts mortality and length of stay. *Crit Care Med.* 2012;40(4):1122-8.

Zanni JM, Korupolu R, Fan E, Pradhan P, Janjua K, Palmer JB et al. Rehabilitation therapy and outcomes in acute respiratory failure: an observational pilot project. *J Crit Care.* 2012;25:254-62.

Hodgson C, Needham D, Haines K, Bailey M, Ward A, Harrold M et al. Feasibility and inter-rater reliability of the ICU Mobility Scale. *Hear Lung.* 2014;43(1):19-24.

Silva VZM et al. Brazilian version of the Functional Status Score for the ICU: translation and cross-cultural adaptation. *Rev Bras Ter Intensiva.* 2017;29(1):34-8.

Hoyer EH, Friedman M, Lavezza A, Wagner-Kosmakos K, Lewis-Cherry R, Skolnik JL. Promoting mobility and reducing length of stay in hospitalized general medicine patients: a quality-improvement project. *J Hosp Med.* 2016;11(5):341-7.

Instituto Nacional de Câncer José Alencar da Silva. Condutas do INCA/Ministério da Saúde. Cuidados paliativos oncológicos – Controle de sintomas. *Rev Bras Cancerologia.* 2002;48(2):191-211.

Dubb R, Nydahl P, Hermes C, Schwabbauer N, Toonstra A, Parker AM et al. Barriers and strategies for early mobilization in of patients in intensive care unit. *Ann Am Thorac Soc.* 2016 May;13(5):724-30.

Gupta M, Sahi MS, Bhargava AK, Talwar V et al. The prevalence and characteristics of pain in critically ill cancer patients: A prospective nonrandomized observational study. *Indian J Palliat Care* 2015;21:262-7.

Gupta M et al. A prospective evaluation of symptom prevalence and overall symptom burden among cohort of critically ill cancer patients. *Indian J Palliat Care.* 2016;22:118-24.

Guimarães AC, Carvalho GM, Voltolini MMFD, Zappelini CEM, Mezzalira R, Stoler G et al. Study of the relationship between the degree of tinnitus annoyance and the presence of hyperacusis. *Braz J Otorhinolaryngol.* 2014;80(1):24 8.

Martinez EJ, Grassi DC, Marques LG. Análise da aplicabilidade de três instrumentos de avaliação de dor em distintas unidades de atendimento: ambulatorial, enfermaria e urgência. *Revista Brasileira de Reumatologia* 2011;51(4):299-308.

Morete MC et al. Translation and cultural adaptation of the Brazilian Portuguese version of the Behavioral Pain Scale. *Rev Bras Ter Intensiva*. 2014;26(4):373-8.

National Comprehensive Cancer Network. Clinical practice guidelines in oncology. (Acesso em 20 de fevereiro de 2017). Disponível em: http://www.nccn.org/professionals/ physician/fatigue.pdf

Finsterer J, Mahjoub SZ. Fatigue in healthy and diseased individuals. *Am J Hosp Palliat Care* 2014;31:562-75.

Barsevick AM, Irwin MR, Hinds P, Miller A, Berger A, Jacobsen P et al. National Cancer Institute Clinical Trials Planning Meeting. Recommendations for high-priority research on cancer-related fatigue in children and adults. *J Natl Cancer Inst*. 2013;105:1432-40.

Mota DD, Pimenta CA, Fitch MI. Fatigue Pictogram: an option for assessing fatigue severity and impact. *Rev Esc Enferm USP*. 2009;43(Spe):1079-86.

Borges JA, Quintão MMP, Chermont SMC, Filho, HTFM, Mesquita ET. Fatigue: A Complex Symptom and its Impact on Cancer and Heart Failure. *International Journal of Cardiovascular Sciences*. 2018;31(4):433-42.

Almeida EMP et al. Exercícios em pacientes oncológicos: Reabilitação - Projeto Diretrizes – Associação Brasileira de Medicina Física e Reabilitação, 2012. p. 1-20.

von Moos R, Body JJ, Egerdie B, Stopeck A, Brown J, Fallowfield L et al. Pain and analgesic use associated with skeletal-related events in patients with advanced cancer and bone metastases. *Support Care Cancer*. 2016;24:1327-37.

Lynch M, Fischbach C. Biomechanical forces in the skeleton and their relevance to bone metastasis: biology and engineering considerations. *Adv Drug Deliv Rev*. 2014 Dec;15:119-34.

Groeneveldt L, Mein G, Garrod R, Jewell AP, Van Someren K, Stephens R et al. A mixed exercise training programme is feasible and safe and may improve quality of life and muscle strength in multiple myeloma survivors. *BMC Cancer*. 2013;13(31):1-10.

Pisani MA, Friese RS, Gehlbach BK, Schwab RJ, Weinhouse GL, Jones SF. Sleep in the Intensive Care Unit. *Am J Respir Crit Care Med*. 2015 Apr;191(7):731-8.

Bannon L, McGaughey J, Clarke M, McAuley DF, Blackwood B. Impact of non-pharmacological interventions on prevention and treatment of delirium in critically ill patients: protocol for a systematic review of quantitative and qualitative research. *Syst Rev*. 2016;5:75-83.

Kamdar BB, Combs MP, Colantuoni E, King LM, Niessen T, Neufeld KJ et al. The association of sleep quality, delirium, and sedation status with daily participation in physical therapy in the ICU. *Crit Care*. 2016;20:261-9.

Beltrami FG, Nguyen XL, Pichereau C, Maury E, Fleury B, Fagondes S. Sono na unidade de terapia intensiva. *J Bras Pneumol*. 2015;41(6):539-46.

Hodgson C, Stiller K, Needham DM, Tipping CJ, Harrold M, Baldwin E et al. Expert consensus and recommendations on safety criteria for active mobilization of mechanically ventilated critically ill adults. *Crit Care*. 2014;18(658):1-9.

Hickmann CE, Castanares-Zapareto D, Bialais E, Dugernier J, Tordeus A, Colmant L et al. Teamwork enables high level of early mobilization in critically ill patients. *Ann Intensive Care* 2016;6(80):2-11.

Leditschke IA, Green M, Irvine J, Bissett B, Mitchell IA. What are the barriers to mobilizing intensive care patients? *Cardiopulm Phys Ther J.* 2012 Mar.;23(1):26-9.

Lima NP, da Silva GMC, Park M, Pires-Neto RC. Mobility therapy and central or peripheral catheter- related adverse events in ICU in Brazil. *J Bras Pneumo.* 2015 May;41(3):225-30.

Mendez-Tellez PA, Dinglas VD, Colantuoni E, Ciesla N, Sevransky JE, Shanholtz C et al. Factors associated with timing of initiation of physical therapy in patients with acute lung injury. *J Crit Care.* 2013 Dec;28(6):980-4.

Adler J, Malone D. Early mobilization in the intensive care unit: a systematic review. *Cardiopulm Phys Ther J.* 23(1):5-13, Mar 2012.

Gosselink R, Bott J, Johnson M, Dean E, Nava S, Norrenberg M et al. Physiotherapy for adult patients with critical illness: recommendations of the European Respiratory Society and European Society of Intensive Care Medicine Task Force on Physiotherapy for Critically Ill Patients. *Intensive Care Med.* 2008 July;34(7):1188-99.

Buttignol M, Pires Neto Rc, Annoni R. Protocolos de mobilização precoce no paciente crítico: *up to date* In: Martins JA, Andrade FMD, Beraldo MA (Orgs.). Associação Brasileira de Fisioterapia Cardiorrespiratória e Fisioterapia em Terapia Intensiva; PROFISIO Programa de Atualização em Fisioterapia em Terapia Intensiva Adulto: Ciclo 7. Porto Alegre: Artmed/Panamericana; 2016. p. 61-101. (Sistema de Educação em Saúde Continuada a Distância, v. 2).

ICU Liberation/ ABCDEF Bundle. (Acesso em 16 de fevereiro de 2019). Disponível em: http://www.iculiberation.org/Bundles/Pages/default.aspx.

CUIDADOS PALIATIVOS EM TERAPIA INTENSIVA

CAPÍTULO 6

Janete Maria da Silva

O cuidado paliativo (CP) é uma modalidade de assistência oferecida a pacientes, em qualquer ciclo de vida, e suas famílias quando estes se deparam com a presença de uma doença ameaçadora à vida. Muitas doenças se enquadram na categoria de ameaçadoras à vida, a doença pulmonar obstrutiva crônica, insuficiência cardíaca, doença renal, síndrome da imunodeficiência adquirida humana, doenças neurodegenerativas e o câncer. Os principais objetivos do CP são o alívio de sintomas, especialmente a dor, prevenção de complicações inerentes à evolução da doença e melhora da qualidade de vida do paciente, da família e da equipe de saúde (World Health Organization, 2017).

A pauta sobre o CP surgiu dentro do capítulo de Oncologia da Organização Mundial da Saúde (OMS) após meados de 1990. A primeira definição desta modalidade de assistência ocorreu em 2002 e sofreu duas atualizações, a última no segundo semestre de 2017, onde foram incluídos os diferentes ciclos de vida, à medida que a idade cronológica não é o principal fator de indicação ou não do CP.

O CP tem alguns princípios de trabalho, sendo eles, "promover o alívio da dor e outros sintomas desagradáveis; afirmar a vida e considerar a morte como um processo normal da vida; integrar os aspectos sociais e espirituais no cuidado ao paciente; manter o paciente o mais ativo possível, até o momento da sua morte; oferecer suporte familiar multiprofissional para paciente e familiares, durante a doença e no luto; melhorar a qualidade de vida e influenciar positivamente o curso da doença, introduzir o CP desde o diagnóstico e o mais precoce possível" (World Health Organization, 2017).

O paciente oncológico é elegível ao CP desde o momento do diagnóstico, contudo, a percepção da elegibilidade a esta modalidade de assistência fica restrita aos pacientes que tem seu final de vida anunciado e que estão refratários a novas medidas terapêuticas para controle e tratamento da doença oncológica. Este momento, em grande parte dos casos, ocorre na sua internação na unidade de terapia intensiva (UTI), quando o paciente, além da refratariedade constatada ao tratamento, apresentará, também, disfunções de múltiplos órgãos e sistemas, redução gradual e progressiva da sua resposta a agressores (quadros de infecção de repetição) e falência sistêmica, que culminarão na morte do indivíduo. A última hospitalização do indivíduo é chamada de hospitalização terminal e, no paciente oncológico, tem um reconhecimento clássico e perceptível, diferente do que ocorre com pacientes que sofrem de falência orgânica e doenças neurodegenerativas.

Até algum tempo atrás, era, principalmente, na UTI que os pacientes e familiares entendiam a terminalidade da doença e a fase final de vida como processos que indicavam que a doença havia avançado o suficiente para tornar o indivíduo propenso e próximo à sua finitude.

Nas seções subsequentes serão discutidos alguns aspectos importantes para a boa prática do CP dentro da UTI que assiste ao paciente oncológico.

ELEGIBILIDADE DO PACIENTE AO CUIDADO PALIATIVO

Todo paciente oncológico, independente do sítio primário ou da presença ou não de progressão da doença para outros órgãos e sistemas tem indicação de receber o CP como modalidade de cuidado durante o curso de evolução da doença.

A doença oncológica é uma doença ameaçadora à vida, tanto pelos efeitos diretos da doença no organismo, quanto pelos efeitos indesejáveis e persistentes relacionados com seu tratamento (efeitos da quimioterapia, radioterapia, cirurgias extensas e, em alguns casos, mutiladoras).

A OMS defende que o CP deve ser implementado desde o diagnóstico da doença associado aos tratamentos modificadores (cirurgias, hormonoterapia, imunoterapia, radioterapia, quimioterapia). À medida que a doença progride, fica refratária aos tratamentos ou, apresenta recidiva, a atuação do CP aumenta, enquanto, o tratamento modificador reduz e fica mais limitado. Na fase de terminalidade, caracterizada pela presença de doença grave fatal e irreversível com expectativa de vida entre seis e vinte quatro meses (Hui et al. 2014), o paciente apresenta maior dependência para realização das atividades básicas de vida diária (ABVDs), a prioridade passa a ser a assistência integral ao paciente, seus valores e sua família, em detrimento a cura da doença (Carvalho, 2018). A fase final de vida compreende o declínio gradual e irreversível das funções fisiológicas antes da morte (Hui et al., 2012), sendo a expectativa de vida estimada em semanas a dias. Nesta fase, o paciente receberá o cuidado paliativo exclusivo ou estrito, uma vez que as medidas terapêuticas modificadoras são entendidas como fúteis, por não propiciarem qualquer ganho de sobrevida ou qualidade de vida aos pacientes e seus familiares. A despeito de alguns estudos terem mostrado que a internação em UTI e a introdução de ventilação mecânica no último mês de vida sejam fatores ligados a piora na qualidade da assistência, muitos pacientes oncológicos são admitidos na UTI nesta fase (Tang et al., 2009).

Vale ressaltar que, a assistência em CP continua após o falecimento do paciente, quando os cuidados se voltam diretamente a família e cuidadores, durante o processo de elaboração e vivência do luto.

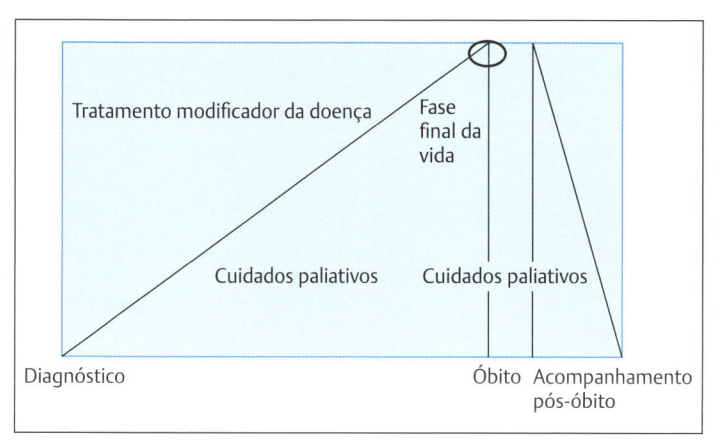

Fig. 6-1. Gráfico proposto pela Organização Mundial da Saúde para explicar a assistência em cuidados paliativos desde o diagnóstico até o período pós-óbito do paciente, onde a família continua a ser assistida pela equipe. Adaptada de World Health Organization (2017).

Todo este processo pode ser visualizado no gráfico criado pela OMS para explicar a importância e a atuação em CP (Fig. 6-1).

AVALIAÇÃO E CONTROLE DE SINTOMAS

Pacientes oncológicos em CP apresentam uma gama de sintomas concomitantes de diferentes ordens (físicas, espirituais, sociais e psíquicas) que carecem de manejo farmacológico e não farmacológico. O tipo de manejo adotado para o controle de cada sintoma variará de acordo com o tipo de sintoma e do próprio paciente em questão.

Cicely Saunders, a fundadora do movimento *Hospice* moderno, criou o conceito de "dor total" para pacientes em CP, pois acreditava que a dor advém de múltiplas dimensões (física, social, psíquica e espiritual), que podem sofrer uma interação complexa entre elas, tanto causando, quando piorando o sintoma (Clark, 1999). Este conceito pode ser estendido a outros sintomas apresentados pelos pacientes, como dispneia e fadiga.

A avalição do sintoma em CP, frequentemente, é feita com escalas para possibilitar a avaliação imediata e posterior do sintoma após a implementação de tratamento. A escala de avaliação de sintomas mais utilizada é a *Edmonton Symptom Assessment System* (ESAS) (Anexo 7) que consiste em uma escala de avaliação de sintomas físicos e psicológicos em formato de questionário que permite verificar os seguintes sintomas: dor, fadiga, náusea, depressão, ansiedade, sonolência, apetite, bem-estar e dispneia. Cada sintoma no questionário tem um valor atribuído de 0 a 10, sendo que 0 não representa qualquer tipo de sintoma, e 10, onde a intensidade do sintoma é máxima. Além dos sintomas avaliados separadamente, podemos usar um escore total (ESAS-total) constituído pela soma da pontuação de todos os sintomas (Manfredini *et al.*, 2014).

Os principais sintomas apresentados pelos pacientes oncológicos em CP são dor, fadiga, dispneia, obstipação, fraqueza muscular, perda de funcionalidade, linfedema, edema e hipersecreção.

A avaliação da capacidade funcional do paciente oncológico em CP pode ser feita por diversas escalas, dentre elas a *Palliative Performance Scale* (PPS) (Anexo 4) que consiste em uma versão modificada da *Karnofsky Performance Status* (KPS) (Anexo 4), uma das escalas de funcionalidade mais utilizadas em oncologia. A pontuação da PPS é feita em porcentagem com intervalos de 10%, podendo ir de 0 a 100%, onde 100% indica independência ao exercer atividades sem auxílio e 0% indica morte (Weng *et al.*, 2009).

A fisioterapia detém inúmeros recursos terapêuticos não farmacológicos que podem auxiliar diretamente no controle de sintomas destes pacientes, aliados as estratégias da equipe interdisciplinar.

CONSTRUÇÃO DE UM PLANO DE CUIDADOS

O plano de cuidados é o processo de comunicação entre o paciente, sua família e a equipe de saúde que se estende até a fase final de vida e no pós-óbito, para alinhar os objetivos, valores, realização de futuros tratamentos e os desejos do paciente (Agarwal; Epstein, 2018). A elaboração do plano de cuidados requer o alinhamento dos objetivos de tratamento junto aos demais membros da equipe de assistência e a verificação daquilo que seria factível ou não de ser realizado para o paciente e para a família em cada etapa de evolução da doença. É fundamental que o fisioterapeuta desenvolva a competência de identificar o momento de evolução da doença para sugerir dentro do plano terapêutico as medidas mais apropriadas para cada caso. Os pacientes sentem-se mais seguros quando os profissionais de saúde discutem suas metas embasadas nos valores e objetivos pessoais (Jabbarian *et al.*, 2018), desta forma, a discussão de cada ponto do plano de cuidados com o paciente e a família é muito importante, pois auxilia no resgate de cuidados ligados aos valores de cada indivíduo e daquilo que lhe traz sentido a vida.

COMUNICAÇÃO ADEQUADA

Classicamente, o paciente oncológico tende a receber muitas más notícias desde o momento em que recebe o diagnóstico da sua doença. A comunicação eficaz, gradual, progressiva e esclarecedora é um dos pilares da boa prática em CP e, quando realizada adequadamente, pode proporcionar uma maior satisfação e aderência ao tratamento proposto (Kirshblum; Fichtenbaum, 2008).

É interessante que o fisioterapeuta desenvolva técnicas de comunicação adequada, pois, além de ser um portador de inúmeras más notícias ao paciente (linfedema de difícil controle, dispneia refratária, necessidade de oxigenoterapia), pode ser ele o profissional que desenvolva o vínculo mais forte com o paciente e a família durante todo o período de assistência.

DEFINIÇÃO DAS DIRETRIZES AVANÇADAS DE VIDA

Conforme mencionado, muitos pacientes oncológicos são admitidos na UTI mesmo na fase final de vida. Deve-se pensar, sempre, se esta era a melhor opção sob o ponto de vista terapêutico e se este era o desejo do paciente e família. Isto ocorre muitas vezes, pela falta de definição de diretrizes avançadas de vida, seja pelo tempo insuficiente de contato pelo paciente, ou pela dificuldade dos profissionais de identificarem o curso de evolução da doença. As diretrizes avançadas de vida são o conjunto de decisões, compartilhadas entre equipe de CP, paciente e família, acerca dos tratamentos que podem ser adotados de acordo com a evolução da doença, e, principalmente, na fase final de vida.

O estabelecimento de diretrizes avançadas de vida ao longo de curso de evolução da doença seria o mais adequado, pois, contemplaria, inclusive, as opções de não introduzir (*withholding*) ou de suspender (*withdrawing*) determinadas medidas terapêuticas dentro da UTI, quando nenhum benefício é vislumbrado (Smedira *et al.*, 1990). Estes conceitos contemplam a decisão de introduzir ou não a ventilação mecânica, oxigenioterapia ou até mesmo a aspiração da via aérea do paciente.

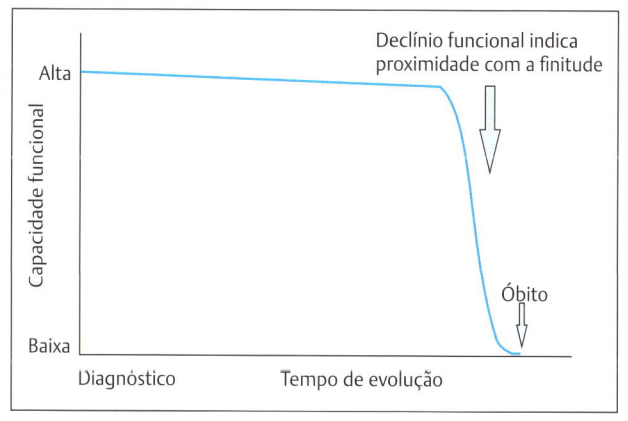

Fig. 6-2. Trajetória funcional do paciente oncológico durante o curso de evolução da doença. Adaptada de Murray, Kendall, Boyd e Sheikh, 2005.

IDENTIFICAÇÃO DO MOMENTO DE EVOLUÇÃO DA DOENÇA

O paciente oncológico apresenta uma trajetória funcional típica caracterizada pelo prejuízo funcional rápido, abrupto e irreversível na fase final de vida que aponta a proximidade com o óbito (Fig. 6-2). A identificação deste processo é importante, pois auxiliará na construção do plano de cuidados, de maneira que os tratamentos implementados sejam proporcionais ao prognóstico previsto e não ofereçam sofrimento ou qualquer tipo de futilidade terapêutica.

UTILIZAÇÃO DA ASPIRAÇÃO DE VIAS AÉREAS

A aspiração das vias aéreas, sejam as vias aéreas superiores ou artificial (cânula endotraqueal ou traqueostomia), são frequentemente relatadas pelos pacientes de UTI como momentos de desconforto significativo. Muitas equipes de saúde costumam suspender o procedimento na prescrição médica, porém, cabe lembrar que o quadro de hipersecreção pode conduzir o paciente ao aumento de resistência das vias aéreas, maior trabalho respiratório, sensação de dispneia e formação de rolhas que poderão, sobretudo, aumentar o sofrimento respiratório do indivíduo (Sole *et al.*, 2015).

A indicação da aspiração das vias aéreas necessita ser verificada caso a caso e deve ser realizada, ainda que na fase final de vida, no caso de hipersecreção e de piora dos sintomas respiratórios decorrentes dela (Kolb *et al.*, 2018). Dois pontos são importantes neste momento. O primeiro é diferenciar o quadro de hipersecreção dos ruídos/roncos pré-óbito, também conhecidos como sororoca. A sororoca é um ruído proveniente do estreitamento das vias aéreas superiores que se assemelha à presença de roncos de transmissão durante a ausculta pulmonar. Ela ocorre em pacientes em fase final de vida, onde o paciente apresenta um grau de rebaixamento do nível de consciência, e pode ser revertido com o adequado posicionamento do paciente no leito (Wee; Hillier, 2008) e com o fechamento da cavidade oral e reposicionamento da língua. A presença de sororoca não indica aspiração de vias aéreas, embora o fisioterapeuta e demais membros da equipe de saúde possam ser solicitados pela família, que pode, em alguns casos, ficar impressionada com o ruído a medida que ele pode ser ouvido dentro do quarto do paciente, mesmo sem o estetoscópio.

O segundo ponto importante e peculiar ao paciente oncológico está relacionado com maior propensão à ocorrência de sangramento durante a aspiração e a presença de mucosite. O sangramento pode ser causado por distúrbios de coagulação relacionados com a própria doença (por exemplo nos hepatocarcinomas ou nas doenças onco-hematológicas) ou com o tratamento oferecido (plaquetopenia, distúrbios de coagulação decorrentes da radioterapia e quimioterapia). A mucosite, uma condição frequente nos pacientes que foram submetidos à quimioterapia e à radioterapia, pode tornar o procedimento mais penoso e desconfortável, além de facilitar a ocorrência da lesão de mucosa durante a passagem da sonda de aspiração na via aérea. Nestes casos específicos, quando constatada a necessidade de aspiração nasotraqueal, recomenda-se a realização da aspiração por meio de uma cânula de Guedel, pois, o uso desta cânula reduz o contato da sonda de aspiração com a mucosa e facilita o acesso à via aérea do paciente. Na UTI, pode-se ainda, verificar junto à equipe médica a possibilidade de analgesia prévia ao procedimento, para reduzir o sofrimento do paciente.

IMPLEMENTAÇÃO DA VENTILAÇÃO MECÂNICA NA UTI PARA O PACIENTE ONCOLÓGICO EM CP

A ventilação mecânica invasiva (VMI) é um recurso terapêutico disponível na UTI e amplamente utilizado nos casos de insuficiência respiratória aguda. Ela pode ser utilizada em pacientes em CP que apresentam insuficiência respiratória nas fases iniciais da doença e, em alguns casos, na fase de terminalidade. Contudo, seu emprego na fase final de vida é muito questionável. O uso da ventilação mecânica invasiva e a realização de intubação traqueal na fase final de vida são indicadores de qualidade na assistência ao paciente oncológico em CP (Tang et al., 2009). O que ocorre é que, muitas vezes, estes pacientes procuram serviços de emergência com quadro de insuficiência respiratória e são assistidos por equipes que não conhecem o caso em profundidade para identificar que não haveria mais a indicação de intubação e implementação de VMI. Uma vez em VMI, possivelmente, este paciente em fase final de vida necessitará de uma vaga na UTI. A rotina da UTI pode ocasionar maior dificuldade no contato com a família, justo quando este paciente está em fase final de vida e o acesso de visitas, em geral, é aumentado. Além disso, poderá haver dificuldade de comunicação do paciente com seus familiares, pois, intubado em VMI é provável que alguma sedação seja utilizada para melhorar o conforto do paciente com o tubo.

No caso da ventilação mecânica não invasiva (VMNI) o raciocínio clínico é o mesmo. Ela pode e deve ser empregada para pacientes oncológicos em CP desde de que seja identificado benefício potencial associado à sua aplicação. Na fase final de vida, a VMNI pode ser empregada, por períodos curtos (30 minutos a 1 hora, no máximo), com a finalidade de auxiliar o paciente a atingir objetivos específicos, a exemplo do controle de sintomas e conforto respiratório (Curtis et al., 2007). Um exemplo, neste caso, é utilizar a VMNI por um curto período antes da refeição para que o paciente consiga se alimentar mais confortavelmente; antes da visita de familiares, pois o paciente pode conseguir conversar melhor para resolver pendências de vida que ele considere importante. Não se considera boa prática em CP utilizar a VMNI na fase final de vida por horas ou dias consecutivos, para que o paciente não seja submetido à intubação e VMI, pois, o uso da VMNI nessa fase não aumenta a sobrevida do paciente. Conforme mencionado na subseção 6.5, a definição de diretrizes avançadas de vida pode reduzir o risco da implementação de suporte ventilatório como medida fútil.

EXTUBAÇÃO PALIATIVA

A extubação paliativa (EP), ou extubação terminal, consiste na retirada da via aérea artificial, do suporte ventilatório ou de ambos em pacientes em processo ativo de morte, cuja sobrevida estimada seja de horas ou dias (Billings, 2011). A EP é um procedimento cercado de diversos paradigmas culturais, éticos e morais, que muitas vezes, dificultam a sua realização. Algumas instituições e equipes optam por utilizar protocolos de desmame paliativo ao invés de EP. O desmame paliativo consiste na redução dos parâmetros ventilatórios e manutenção da VMI para o paciente (Campbell *et al.*, 1999).

A realização da EP de maneira adequada depende da verificação dos seguintes pré-requisitos: reconhecimento do processo ativo de morte pela equipe multidisciplinar; consideração dos aspectos éticos ligados ao procedimento; definição de um plano de cuidados e das diretivas avançadas para fase final de vida; envolvimento do paciente, família e, posteriormente, da equipe multidisciplinar na tomada de decisão; planejamento, educação e desenvolvimento de protocolos para realização da extubação terminal; adequado controle de sintomas após a realização da extubação paliativa; identificação da percepção da equipe multidisciplinar acerca do procedimento de extubação paliativa (Silva e Carvalho, 2017).

A equipe multidisciplinar da UTI, junto à equipe de CP, deve esclarecer todo o procedimento a família, ao paciente e entender se toda a equipe está de acordo para realização do procedimento. Na literatura são descritos alguns protocolos de EP para adultos e crianças (Kompanje *et al.*, 2008; Laddie *et al.*, 2014) que podem tornar a prática deste procedimento mais respaldada tecnicamente.

REFERÊNCIAS BIBLIOGRÁFICAS

World Health Organization. WHO Definition of Palliative Care. 2017. Disponível em: http://www.who.int/mediacentre/factsheets/fs402/en/.

Hui D, Nooruddin Z, Didwaniya N, Dev R, De La Cruz M, Kim SH et al. Concepts and definitions for "actively dying," "end of life," "terminally ill," "terminal care," and "transition of care": a systematic review. *J Pain Symptom Manage.* 2014;47(1):77-89.

Carvalho RT. *Manual da residência de Cuidados Paliativos: abordagem multidisciplinar.* Barueri, SP: Manole, 2018. p. 4-5.

Hui D, Mori M, Parsons HA, Kim SH, Li Z, Damani S et al. The lack of standard definitions in the supportive and palliative oncology literature. *J Pain Symptom Manage.* 2012;43:582-92.

Tang ST, Wu SC, Hung YN, Huang EW, Chen JS, Liu TW. Trends in quality of end-of-life care for Taiwanese cancer patients who died in 2000-2006. *Ann Oncol.* 2009;20(2):343-8.

Clark D. "Total pain", disciplinary power and the body in the work of Cicely Saunders, 1958-1967. *Soc Sci Med*. 1999;49(6):727-36.

Manfredini LL. Tradução e validação da Escala de Avaliação de Sintomas de Edmonton (ESAS) em pacientes com câncer avançado. Dissertação (Mestrado em Oncologia) - Hospital do câncer de Barretos, Barretos, 2014, 168 p.

Weng LC, Huang HL, Wilkie DJ, Hoenig NA, Suarez ML, Marschke M, et al. Predicting survival with the palliative performance scale in a minority-serving hospice and palliative care program. *J Pain Symptom Manage*. 2009;37(4):642-8.

Agarwal R, Epstein AS. Advance care planning and end-of-life decision making for patients with cancer. *Semin Oncol Nurs*. 2018;34(3):316-26.

Jabbarian LJ, Zwakman M, van der Heide A, Kars MC, Janssen DJA, van Delden JJ et al. Advance care planning for patients with chronic respiratory diseases: a systematic review of preferences and practices. *Thorax*. 2018;73(3):222-30.

Kirshblum S, Fichtenbaum J. Breaking the news in spinal cord injury. *J. Spinal. Cord. Med*. 2008;31(1):7-12.

Smedira NG, Evans BH, Grais LS, Cohen NH, Lo B, Cooke M et al. Withholding and withdrawal of life support from the critically ill. *N Engl J Med*. 1990;322(5):309-15.

Murray SA, Kendall M, Boyd K, Sheikh A. Illness trajectories and palliative care. *BMJ*. 2005;330(7498):1007-11.

Sole ML, Bennett M, Ashworth S. Clinical indicators for endotracheal suctioning in adult patients receiving mechanical ventilation. *Am J Crit Care*. 2015;24(4):318-24.

Kolb H, Snowden A, Stevens E. Systematic review and narrative summary: treatments for and risk factors associated with respiratory tract secretions (death rattle) in the dying adult. *J Adv Nurs*. 2018;74(7):1446-62.

Wee B, Hillier R. Interventions for noisy breathing in patients near to death. *Cochrane Database Syst Rev*. 2008;23(1):CD005177.

Curtis JR, Cook DJ, Sinuff T, White DB, Hill NS, Keenan SP et al. Society of Critical Care Medicine Palliative Noninvasive Positive Ventilation Task Force. Noninvasive positive pressure ventilation in critical and palliative care settings: understanding the goals of therapy. *Crit Care Med*. 2007;35(3):932-9.

Billings JA. Terminal extubation of the alert patient. *J Palliat Med*. 2011;14:800-1.

Campbell ML, Bizek KS, Thill M. Patient responses during rapid terminal weaning from mechanical ventilation: a prospective study. *Crit Care Med*. 1999;27:73-7.

Silva JM, Carvalho RT. Invasive mechanical ventilation: concerns over terminal extubation. *Eur J Palliative Care*. 2017;24(3):110-3.

Kompanje EJ, Van Der Hoven B, Bakker J. Anticipation of distress after discontinuation of mechanical ventilation in the ICU at the end of life. *Intensive Care Med*. 008;34:1593-9.

Laddie J, Craig F, Brierley J et al. Withdrawal of ventilatory support outside the intensive care unit: Guidance for practice. *Arch Dis Child* 2014;99:812-6.

HUMANIZAÇÃO NA ATENÇÃO FISIOTERAPÊUTICA EM TERAPIA INTENSIVA

Nuria Sales Fonseca

A temática humanização na prestação de serviço de saúde é de grande importância no cenário atual, visto que após um longo avanço tecnológico na saúde, parece que o indivíduo, com sua singularidade ficou em segundo plano, e a doença recebeu o papel principal na discussão científica, tendo as relações humanas entre profissionais de saúde e pacientes se tornado mais frias (Casate; Correa, 2005).

No campo da saúde, a humanização é compreendida, atualmente, como a capacidade de oferecer um serviço de saúde de qualidade, com acolhimento, melhoria do ambiente de cuidado e das condições de trabalho dos profissionais envolvidos. Além disso, possibilita uma reflexão da forma de gerir e das práticas ocorridas em instituições de saúde, refletindo uma postura de que o paciente é um indivíduo que possui demandas além da necessidade de saúde (Silva; Silveira, 2011).

Dentro desse contexto, houve a necessidade de redefinição do conceito e a construção de uma política pública de humanização na saúde. Com isso, desde 2003 há a Política Nacional de Humanização, conhecida como HumanizaSUS, que busca colocar em prática os princípios do Sistema Único de Saúde (SUS) no serviço de saúde. Essa política é norteada por acolhimento, gestão participativa e cogestão, ambiência, clínica ampliada e compartilhada, valorização do trabalhador e defesa dos direitos dos usuários.

Acolhimento significa identificar a necessidade singular do indivíduo com necessidade de saúde. Deve ser construído de forma coletiva entre todos os integrantes da equipe de saúde, e tem como objetivo construir uma relação de confiança, compromisso e vínculo entre os profissionais e os pacientes (Ministério da Saúde, 2003).

A gestão participativa e a cogestão representam a inserção de novos indivíduos na análise e decisão quanto às tarefas de gestão, que permitam um acordo entre necessidades e interesses de pacientes, trabalhadores e gestores. Além disso, que garantam a participação dos pacientes e familiares na unidade de saúde. Muitos hospitais estão voltados com essa temática, no qual constituem grupo de trabalho de humanização.

A ambiência é um espaço acolhedor e confortável, que seja um local de encontro entre as pessoas.

Clínica ampliada e compartilhada, que tem como objetivo abordar de forma singular o sujeito com a necessidade de saúde, é um olhar além do enfoque orgânico, pois compreende a qualificação do diálogo entre os profissionais de saúde e os pacientes.

A valorização do trabalho representa a experiência dos trabalhadores e incluí-los na tomada de decisão.

A defesa do direito dos usuários significa que os pacientes têm direito a uma equipe de saúde que cuide dele, de ser informado sobre sua saúde e também de decidir sobre compartilhar ou não a sua dor.

Para cumprir a Política de Saúde, é importante, desde a formação acadêmica dos futuros profissionais, não serem fundamentalmente tecnicistas, devendo ser trabalhada a sensibilização durante o atendimento desses profissionais. No que concerne ao fisioterapeuta, este deve atuar com olhar integral ao paciente, não apenas do aspecto físico, mas também nos contextos ético, social, e humano do indivíduo. Além da ampla possibilidade de recursos físicos que a tecnologia oferece, a isioterapia é uma profissão que se faz necessário muito diálogo, troca de conhecimento com o paciente, gerando forte vínculo com o assistido. Ademais, o fisioterapeuta utiliza suas mãos, o que contribui com o estreitamento da humanização do atendimento e valorização do toque no corpo (Silva; Silveira, 2011), que deve ocorrer, principalmente, em uma unidade de terapia intensiva.

Uma unidade de terapia intensiva é um ambiente que necessita ser frio para evitar proliferação de bactérias, limpo, organizado e silencioso. Possui muitos recursos tecnológicos que o fisioterapeuta atua como, por exemplo, o ventilador mecânico, o manômetro, o ventilômetro, o cicloergômetro, o TENS, dentre outros. Muitas vezes o paciente está sedado, intubado, acoplado a uma prótese ventilatória e não interage com o examinador, ou fica impossibilitado de fazer uma comunicação verbal. Diante desse contexto, num ambiente em que o fisioterapeuta precisa ter raciocínio rápido, pois o pior pode acontecer a qualquer momento, necessita agir de maneira segura e cuidadosa com o paciente e equipamentos. Esse profissional não pode pensar que a patologia, como o câncer, representa o ponto final da vida do paciente na UTI, e não pode se esquecer que o paciente possui sua história de vida, que requer respeito, e que alguém o aguarda com todo o carinho, pois ele é muito importante para a vida de alguém. Se por um lado fica difícil estreitar um vínculo pelo diálogo, o vínculo pode ser criado pelas mãos desse profissional, uma vez que o fisioterapeuta manuseia, como nenhuma outra categoria profissional, toda essa tecnologia, bem como faz seu atendimento utilizando toque manual ao paciente para minimizar sua dor; agindo assim esse profissional atua humanizando sua relação profissional-paciente.

Na prática profissional, é possível observar recursos utilizados para humanizar o setor, como a utilização de comunicação alternativa para pacientes impossibilitados de falar temporariamente, incentivo de leitura, grupos teatrais que fazem brincadeiras com os pacientes, saída com pacientes internados em UTI para visitar o jardim do hospital, adaptação a atividades de lazer que o paciente tinha fora do contexto hospitalar para dentro do UTI (como tricô, montar quebra-cabeça etc.). O fisioterapeuta que atua em UTI, com o toque manual, com a mobilização precoce ou colocando o paciente na prancha ortostática em um ambiente, pode fazer o paciente acreditar que o que está ocorrendo é temporário. Auxiliá-lo na deambulação, deixá-lo sentado fora do leito sob monitoramento, isso tudo é humanizar e traz muita alegria ao paciente, aos familiares e à equipe de saúde da UTI.

Buscar trabalhar as atividades da vida diária de um paciente internado na UTI visa preservar, manter, desenvolver e restaurar a integridade dos órgãos, sistemas e funções. O fisioterapeuta precisa se conscientizar sobre a humanização, reconhecer o indivíduo de forma singular e ter propriedade da importância do seu papel frente aos que estão acometidos por uma enfermidade (Silva; Silveira, 2011), que, no caso, esse indivíduo está enfrentando um tratamento oncológico e demandará toda a atenção da equipe interdisciplinar.

REFERÊNCIAS BIBLIOGRÁFICAS

Casate J, Correa A. Humanização do atendimento em saúde: conhecimento veiculado na literatura brasileira de enfermagem. *Rev Latino-Am Enfermagem.* 2005;13(1):105-11.

Silva I, Silveira M. A humanização e a formação do profissional em fisioterapia. *Ciência & Saúde Coletiva.* 2011;16(Suplemento 1):1535-46.

Ministério da Saúde. Política Nacional de Humanização - HumanizaSUS. [s.l.]. Disponível em: http://portalms.saude.gov.br/acoes-e-programas/politica-nacional-de-saude-bucal/publicacoes/693-acoes-e-programas/40038-humanizasus, 2003.

ESCALAS DE NÍVEL DE CONSCIÊNCIA E DE SEDAÇÃO

ANEXO 1

Escala de Coma de Glasgow com Resposta Pupilar (ECG-P)

Abertura ocular (O)

Critério	Classificação	Pontuação
Olhos abertos previamente à estimulação	Espontânea	4
Abertura ocular após ordem em tom de voz normal ou em tom de voz alta	Ao som	3
Após estimulação das extremidades dos dedos	A pressão	2
Ausência persistente de abertura ocular, sem fatores de interferência	Ausente	1
Olhos fechados em decorrência de fator local	Não testável	NT

Resposta verbal (V)

Critério	Classificação	Pontuação
Resposta adequada relativamente ao nome, local e data	Orientada	5
Resposta não orientada, mas comunicação coerente	Confusa	4
Palavras isoladas inteligíveis	Palavras	3
Apenas gemidos	Sons	2
Ausência de resposta audível, sem fatores de interferência	Ausente	1
	Não testável	NT

Melhor resposta motora (M)

Critério	Classificação	Pontuação
Cumprimento de ordens com 2 ações	As ordens	6
Elevação da mão acima do nível da clavícula ao estímulo na cabeça ou pescoço	Localizadora	5

(Continua.)

(Cont.) **Escala de Coma de Glasgow com Resposta Pupilar (ECG-P)**

Melhor resposta motora (M)		
Critério	**Classificação**	**Pontuação**
Flexão rápida do membro superior ao nível do cotovelo, padrão predominantemente não anormal	Flexão normal	4
Flexão do membro superior ao nível do cotovelo, padrão predominante e claramente anormal	Flexão anormal	3
Extensão do membro superior ao nível do cotovelo	Extensão	2
Ausência de movimentos dos membros superiores/inferiores, sem fatores de interferência	Ausente	1
Fator que limita resposta motora	Não testável	NT
Resposta pupilar (RP)		
Critério	**Classificação**	**Pontuação**
Nenhuma pupila reage ao estímulo de luz	Inexistente	2
Apenas uma pupila reage ao estímulo de luz	Parcial	1
As duas pupilas reagem ao estímulo de luz	Completa	0

Resultado: ECG (O+V+M) – RP = ECG-P

Fonte: Disponível em https://www.glasgowcomascale.org/downloads/GCS-Assessment-Aid-Portuguese.pdf (Acesso em janeiro de 2019).

Richmond Agitation Sedation Scale (RASS)

Pontuação	Classificação	Descrição
4	Combativo	Combativo, violento, risco para a equipe
3	Muito agitado	Conduta agressiva, puxa ou remove tubos ou cateteres, agressivo verbalmente
2	Agitado	Movimentos despropositados frequentes, briga com o ventilador
1	Inquieto	Intranquilo, ansioso, sem movimentos vigorosos ou agressivos
0	Alerta e calmo	Alerta, calmo, sem aparente agitação ou sedação
-1	Sonolento	Adormecido, facilmente despertável, mantém contato visual por mais de 10 segundos
-2	Sedação leve	Despertar precoce ao estímulo verbal, mantém contato visual por menos de 10 segundos
-3	Sedação moderada	Movimentos e abertura ocular ao estímulo verbal, mas sem contato visual
-4	Sedação intensa	Sem resposta ao estímulo verbal, mas apresenta movimentos ou abertura ocular ao toque (estímulo físico)
-5	Não desperta	Sem resposta a estímulo verbal ou físico

Adaptado de Ely EW, Truman B, Shintani A, Thomason JW, Wheeler AP, Gordon S et al. Monitoring sedation status over time in ICU patients: Reliability and validity of the Richmond Sedation Scale (RASS). *JAMA*. 2033;289(22):2983-97.

MRC (*MEDICAL RESEARCH COUNCIL*)

ANEXO 2

Movimentos avaliados

Abdução do ombro
Flexão do cotovelo
Extensão do punho
Flexão do quadril
Extensão do joelho
Dorsiflexão do tornozelo

Grau de força muscular

0 = nenhuma contração visível
1 = contração visível sem movimento do segmento
2 = movimento ativo com eliminação da gravidade
3 = movimento ativo contra a gravidade
4 = movimento ativo contra a gravidade e resistência
5 = força normal

Consiste em seis movimentos avaliados bilaterais e grau de força muscular para cada movimento entre 0 (paralisia total) e 5 (força muscular normal). A pontuação total varia de 0 (tetraparesia completa) a 60 (força muscular normal).

Fontes: Adaptado de De Jongue B, Sharshar T, Lefaucher JP, Outin H. Critical Illness neuromyopathy. *Clin Pul Med*. 2005;12:90-6
Disponível em http://www.scielo.br/scielo.php?script=sci_arttext&pid=S0103-507X2011000100010. Acesso em janeiro de 2017

ESCALAS FUNCIONAIS

MIF – Medida de Independência Funcional

Categorias		Atividades	
1	Autocuidados	1	Alimentação
		2	Higiene matinal
		3	Banho
		4	Vestir-se acima da cintura
		5	Vestir-se abaixo da cintura
		6	Uso do vaso sanitário
2	Controle de esfíncter	7	Controle da urina
		8	Controle das fezes
3	Transferências	9	Leito, cadeira, cadeira de rodas
		10	Vaso sanitário
		11	Chuveiro e banheira
4	Locomoção	12	Locomoção
		13	Escadas
5	Comunicação	14	Compreensão
		15	Expressão
6	Cognição social	16	Interação social
		17	Resolução de problemas
		18	Memória

Adaptado de Ribeiro M, Miyazaki MH, Jucá SSH, Sakamoto H, Potiguara P, Pinto N et al. Validação da Versão Brasileira da Medida de Independência Funcional. Acta Fisiatr. 2004;11(2):72-76

Escala de Mobilidade em UTI de Perme

Pontuação e classificação

PONTUAÇÃO	0 PONTO	1 PONTO	2 PONTOS	3 PONTOS
Estado mental				
1. Estado de alerta no início da avaliação	Não responsivo	Letárgico	Acordado e alerta	–
2. O paciente consegue obedecer a dois entre três comandos?	Não	Sim	–	–
Potenciais barreiras a mobilidade				
3. O paciente está em VM ou VNI?	Sim	Não	–	–
4. Dor	Incapacidade de determinar dor ou o paciente indica sentir dor	Sem dor	–	–
5. O paciente apresenta dois ou mais dos seguintes: oxigenoterapia, cateter de foley, TOT, TQT, CVC, CVP, PA invasiva, cateter de diálise, cateter de PICC, SGP, SJP, SNG, dreno de tórax, MP provisório, cateter de artéria pulmonar, PCA, BIA, DAVE, TSRC ou outros	Sim	Não	–	–
6. O paciente está em infusão endovenosa contínua?	Sim	Não	–	–
Força funcional				
7. Força de MMII: consegue erguer a perna contra a gravidade por 20 graus, com joelho estendido? E e D	Não	Sim	–	–

(Continua.)

(Cont.) **Escala de Mobilidade em UTI de Perme**

Pontuação e classificação

PONTUAÇÃO	0 PONTO	1 PONTO	2 PONTOS	3 PONTOS
Força funcional				
8. Força de MMSS: consegue erguer o braço contra gravidade por 45 graus, com cotovelo estendido? E e D	Não	Sim	–	–
Mobilidade no leito				
9. Supino para sentado	Não avaliado OU assistência total (< 25%)	Máxima assistência (25 a 50%)	Moderada assistência (50 a 75%)	Mínima assistência (> 75%) OU supervisão
10. Equilíbrio estático uma vez estabelecida a posição sentada à beira do leito	Não avaliado OU assistência total (< 25%)	Máxima assistência (25 a 50%)	Moderada assistência (50 a 75%)	Mínima assistência (> 75%) OU supervisão
Transferências				
11. Sentado para em pé	Não avaliado OU assistência total (< 25%)	Máxima assistência (25 a 50%)	Moderada assistência (50 a 75%)	Mínima assistência (> 75%) OU supervisão
12. Equilíbrio estático uma vez estabelecida a posição em pé	Não avaliado OU assistência total (< 25%)	Máxima assistência (25 a 50%)	Moderada assistência (50 a 75%)	Mínima assistência (> 75%) OU supervisão
13. Transferência do leito para a cadeira OU da cadeira para o leito	Não avaliado OU assistência total (< 25%)	Máxima assistência (25 a 50%)	Moderada assistência (50 a 75%)	Mínima assistência (> 75%) OU supervisão
Marcha				
14. Marcha	Não avaliado OU assistência total (< 25%)	Máxima assistência (25 a 50%)	Moderada assistência (50 a 75%)	Mínima assistência (> 75%) OU supervisão

(Continua.)

(Cont.) **Escala de Mobilidade em UTI de Perme**

Pontuação e classificação

PONTUAÇÃO	0 PONTO	1 PONTO	2 PONTOS	3 PONTOS
Endurance				
15. Endurance Distância percorrida em 2 minutos, com ou sem dispositivo de auxílio ou nível de assistência	Incapaz de deambular OU não avaliado	Distância percorrida entre 1 e 15 metros	Distância percorrida entre 15 e 30 metros	Distância ≥ 30 metros

TOT: Tubo orotraqueal; TQT: traqueostomia; CVC: cateter venoso central; CVP: cateter venoso periférico; PA: pressão arterial; PICC: cateter central inserido perifericamente (sigla em inglês: *peripherally inserted central catether*); SGP: sonda de gastrostomia percutânea; SJP: sonda de jejunostomia percutânea; SNG: sonda nasogástrica; MP: marca-passo; PCA: cateter epidural (sigla inglês: *patient controlled analgesia*); BIA: balão intra-aórtico; DAVE: dispositivo de assistência ventricular esquerda; TSRC: terapia de substituição renal contínua; E: esquerdo; D: direito
Adaptado de Perme C. Nawa RK, Winkelman C, Masud F. A Tool to Assess Mobility Status in Critically Ill Patients: The Perme Intensive Care Unit Mobility Score. *Methodist Debakey Cardiovasc J*. 2014;10(1):41-9.

Escala Ordinal e Pontuações Intervaladas

Escala	PFIT												
Ordinal	0	1	2	3	4	5	6	7	8	9	10	11	12
Intervalada	0		2	3,2	3,9	4,4	4,9	5,4	5,9	6,4	7,1	7,9	8,8	10

A **escala ordinal** é baseada na pontuação dos componentes do PFIT, podendo atingir valor máximo de 12 (3 para cada um dos componentes)
A **escala intervalada** é obtida por meio de uma análise *Rasch* utilizando um algoritmo de conversão e pontua em um intervalo de 0 a 10

Adaptado de Denehy L, de Morton NA, Skinner EH, Edbrooke L, Haines K, Warrillow S. A physical function test for use in the intensive care unit: validity, responsiveness, and predictive utility of the physical function ICU test (scored). *Phys Ther*. 2013;93(12):1636-45.

PFIT (*Physical Function ICU Test*) – Teste de Função Física na UTI
Classificação da pontuação dos componentes

Assistência (número de pessoas necessárias)	Cadência (passos/ minuto)	Força muscular de flexores de ombro*	Força muscular de extensores de joelho*
0 = incapaz	0 = incapaz	0 = grau 0 a 2	0 = grau 0 a 2
1 = necessário duas pessoas	1 = 0 a 49	1 = grau 3	1 = grau 3
2 = necessário uma pessoa	2 = 50 a 80	2 = grau 4	2 = grau 4
3 = sem necessidade	3 = > 80	3 = grau 5	3 = grau 5

*Força máxima do lado esquerdo ou direito mensurado pelo sistema de graduação de Oxford.
Adaptado de Denehy L, de Morton NA, Skinner EH, Edbrooke L, Haines K, Warrillow S. A physical function test for use in the intensive care unit: validity, responsiveness, and predictive utility of the physical function ICU test (scored). *Phys Ther.* 2013;93(12):1636-45.

FSS – ICU (*Functional Status Escore for the Intensive Care Unit*)
Categorias e Atividades Avaliadas no FSS – ICU

Categorias		Atividades	
1	Pré-deambulação	1	Rolar
		2	Transferência de supino para sentado
		3	Transferência de sentado para em pé
2	Locomoção	4	Sentar na beira da cama
		5	Andar

Adaptado de Zanni JM, Korupolu R, Fan E, Pradhan P, Janjua K, Palmer JB *et al.* Rehabilitation therapy and outcomes in acute respiratory failure: an observational pilot project. *J Crit Care.* 2010;25:254-62.

IMS (*Intensive Care Unit Mobility Scale*) – Escala de Mobilidade na UTI

Classificação		Definição
0	Nada (deitado no leito)	O paciente é rolado passivamente pela equipe, mas não se movimenta ativamente
1	Sentado no leito, exercícios no leito (sem sair do leito ou sentado à beira do leito)	Qualquer atividade no leito, incluindo rolar, ponte, exercícios ativos assistidos, ativos e cicloergômetro
2	Transferido passivamente para cadeira (sem ortostatismo)	Transferência para cadeira por meio de guincho, elevador ou passante, sem ortostatismo ou sem sentar à beira leito
3	Sentado à beira do leito	O paciente pode ser auxiliado pela equipe, mas envolve sentar ativamente à beira do leito e com algum controle de tronco
4	Ortostatismo	Sustentação do peso sobre os pés na posição ortostática, com ou sem ajuda. O uso de guincho ou prancha ortostática pode ser considerado
5	Transferência do leito para a cadeira	Ser capaz de dar passos ou arrastar os pés na posição em pé até a cadeira. Isso envolve transferir ativamente o peso de uma perna para outra para ir até a cadeira. Se o paciente já ficou em pé com o auxílio de algum equipamento médico, ele deve andar até a cadeira. (Não aplicável se o paciente é levado por algum equipamento de elevação)
6	Marcha estacionária (à beira do leito)	Ser capaz de realizar marcha estacionária erguendo os pés de forma alternada (deve ser capaz de caminhar no mínimo quatro passos, dois em cada pé), com ou sem auxílio
7	Deambular com o auxílio de duas ou mais pessoas	O paciente consegue se distanciar pelo menos 5 m do leito/cadeira com o auxílio de duas ou mais pessoas
8	Deambular com o auxílio de uma pessoa	O paciente consegue se distanciar pelo menos 5 m do leito/cadeira com o auxílio de uma pessoa
9	Deambular independente com o auxílio de um dispositivo de marcha	O paciente consegue se distanciar pelo menos 5 m do leito/cadeira com o uso de um dispositivo de marcha, mas sem o auxílio de outra pessoa. Em indivíduos cadeirantes, este nível de atividade implica se locomover com a cadeira de rodas de forma independente por 5 m para longe do leito/cadeira

(Continua.)

(Cont.) IMS (Intensive Care Unit Mobility Scale) – Escala de Mobilidade na UTI

Classificação	Definição
10 Deambular independente sem auxílio de dispositivo de marcha	O paciente consegue se distanciar pelo menos 5 m do leito/cadeira sem o uso de um dispositivo de marcha ou o auxílio de outra pessoa

Zanni JM, Korupolu R, Fan E, Pradhan P, Janjua K, Palmer JB et al. Rehabilitation therapy and outcomes in acute respiratory failure: an observational pilot project. J Crit Care. 2010;25:254-62.

Escala de Mais Alto Nível de Mobilidade da Johns Hopkins (JH-HLM)

NÍVEL DE MOBILIDADE ↑

		Pontuação
Deambular	+ de 76 metros	8
	+ de 7 metros	7
	+ de 10 passos	6
Ortostatismo	≥ 1 minuto	5
Cadeira	Transferir para cadeira	4
Leito	Sentar na beira do leito	3
	Virar-se/exercícios no leito	2
	Somente deitado	1

*Exercícios no leito incluem uma gama de movimentações ativas ou passivas, cicloergômetro e estimulação elétrica neuromuscular.
Fonte: Disponível em:///F:/ARTIGOS%202017/ESCALAS%20FUNCIONAIS/JH-HLM-Portuguese.PDF (acesso em janeiro de 2019).

Níveis de Classificação de Dependência Funcional

Nível	Descrição
7	Independência completa
6	Independência moderada
5	Supervisão, estímulo ou preparo
4	Dependência mínima
3	Dependência moderada
2	Dependência máxima
1	Dependência total

Níveis de Classificação de Pontuação

Nível	Descrição
7	Independência completa
6	Independência moderada
5	Supervisão, estímulo ou preparo
4	Dependência mínima
3	Dependência moderada
2	Dependência máxima
1	Dependência total

Adaptado de Riberto et al. (2004)

SOMS – *Surgical Optimal Mobility Escore*

Classificação SOMS

SOMS 0: Nenhuma atividade	SOMS 1: Mobilização passiva, posição vertical no leito	SOMS 2: Sentado	SOMS 3: Ortostatismo	SOMS 4: Deambulação

SOMS 0 → SOMS 1:
1. Coluna vertebral estável, sem lesão da medula espinal
2. Pressão intracraniana < 20 mmHg
3. Paciente não moribundo

SOMS 1 → SOMS 2:
1. Responde a comandos verbais simples
2. Sem drenos espinhais abertos, drenos ventriculares, peritônio

SOMS 2 → SOMS 3:
1. Força de quadríceps bilateral ≥ 3/5
2. Senta sem suporte
3. Sem restrições de descarga de peso

SOMS 3 → SOMS 4:
1. Levanta-se duas vezes com mínima assistência
2. Marcha estacionária com mínima assistência

Adaptado de Kasotakis G, Schmidt U, Perry D, Grosse-Sundrup M, Benjamin J, Ryan C et al. The surgical intensive care unit optimal mobility score predicts mortality and length of stay. *Crit Care Med.* 2012;40(4):1122-8.

ESCALAS DE DESEMPENHO

ANEXO 4

Correspondência entre as Escalas de Zubrod/ECOG e Karnofsky

Escala de Zubrod/ECOG	KPS (%)
PS 0: paciente apresenta atividade normal	100: nenhuma queixa – ausência de evidência de doença
	90: capaz de levar vida normal; sinais menores ou sintoma da doença
PS 1: paciente apresenta sintomas da doença, mas deambula e leva seu dia a dia normal	80: apresenta alguns sinais ou sintomas da doença com o esforço
	70: capaz de cuidar de si mesmo; incapaz de levar suas atividades normais ou exercer trabalho ativo
PS 2: paciente permanece fora do leito mais de 50% do tempo	60: necessita de assistência ocasional, mas ainda é capaz de prover a maioria de suas atividades
	50: requer assistência considerável e cuidados médicos frequentes
PS 3: paciente permanece no leito mais de 50% do tempo, carente de cuidados mais intensivos	40: incapaz; requer cuidados especiais e assistência
	30: muito incapaz; requer hospitalização, apesar de a morte não ser iminente
PS 4: paciente permanece preso ao leito	20: muito debilitado; hospitalização necessária; necessidade de tratamento de apoio ativo
	10: moribundo, processos letais com progressão rápida

Fonte: Instituto Nacional de Câncer José Alencar da Silva. Condutas do INCA/Ministério da Saúde. Cuidados paliativos oncológicos – Controle de sintomas. *Rev Brasileira de Cancerologia.* 2002;48(2):191-211.

Palliative Performance Scale (PPS)

%	Deambulação	Atividade e evidência da doença	Autocuidado	Ingesta	Nível da consciência
100	Completa	Atividade normal com esforço; alguma evidência de doença	Completo	Normal	Completa
90	Completa	Atividade normal com esforço; alguma evidência de doença	Completo	Normal	Completa
80	Completa	Atividade normal com esforço; alguma evidência de doença	Completo	Normal ou reduzida	Completa
70	Reduzida	Incapaz para o trabalho; doença significativa	Completo	Normal ou reduzida	Completa
60	Reduzida	Incapaz para o lazer/trabalho doméstico. Doença significativa	Assistência ocasional	Normal ou reduzida	Completa ou períodos de confusão
50	Maior parte de tempo sentado ou deitado	Incapacitado para qualquer trabalho; doença extensa	Assistência considerável	Normal ou reduzida	Completa ou períodos de confusão
40	Maior parte do tempo acamado	Incapaz para a maioria das atividades. Doença extensa	Assistência quase completa	Normal ou reduzida	Completa ou sonolência. +/- confusão
30	Totalmente acamado	Incapaz para qualquer atividade. Doença extensa	Dependência completa	Normal ou reduzida	Completa ou sonolência. +/- confusão
20	Totalmente acamado	Incapaz para qualquer atividade. Doença extensa	Dependência completa	Mínima a pequenos goles	Completa ou sonolência. +/- confusão

(Continua.)

(Cont.) Palliative Performance Scale **(PPS)**

%	Deambulação	Atividade e evidência da doença	Autocuidado	Ingesta	Nível da consciência
10	Totalmente acamado	Incapaz para qualquer atividade. Doença extensa	Dependência completa	Cuidados com a boca	Completa ou sonolência. +/- confusão
0	Morte	-	-	-	-

Fonte: Carvalho RT (Org.). *Manual de Cuidados Paliativos ANCP*, 2.ed. São Paulo: Solo, 2012. 592 p.

ESCALAS DE DOR

BPS *(Behavioural Pain Scale)*

Item	Descrição	Escore
Expressão facial	Relaxada	1
	Parcialmente tensa (p. ex., abaixa a sobrancelha	2
	Totalmente tensa (p. ex., fecha os olhos)	3
	Faz careta: presença de sulco perilabial, testa franzida e pálpebras ocluídas	4
Membros superiores	Sem movimento	1
	Com flexão parcial	2
	Com flexão total e flexão de dedos	3
	Com retração permanente: totalmente contraído	4
Adaptação à ventilação mecânica	Tolera movimentos	1
	Tosse com movimentos	2
	Briga com ventilador	3
	Incapaz de controlar a ventilação mecânica	4
Total		

Fonte: Morete MC, Mofatto SC, Pereira CA, Silva AP, Odierna MT. Translation and cultural adaptation of the Brazilian Portuguese version of the Behavioral Pain Scale. *Rev Bras Ter Intensiva.* 2014;26(4):373-378.

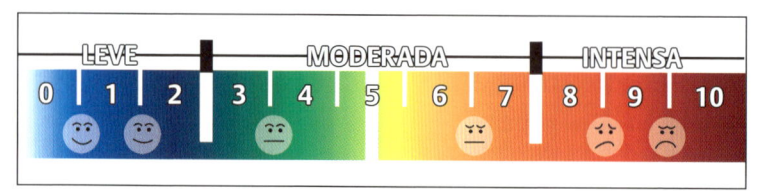

ESCALA VISUAL ANALÓGICA – EVA. Fonte: Guimarães AC et al. Study of the relationship between the degree of tinnitus annoyance and the presence of hyperacusis *Braz J Otorhinolaryngol*. 2014;80(1):24-28.

PICTOGRAMA DE FADIGA

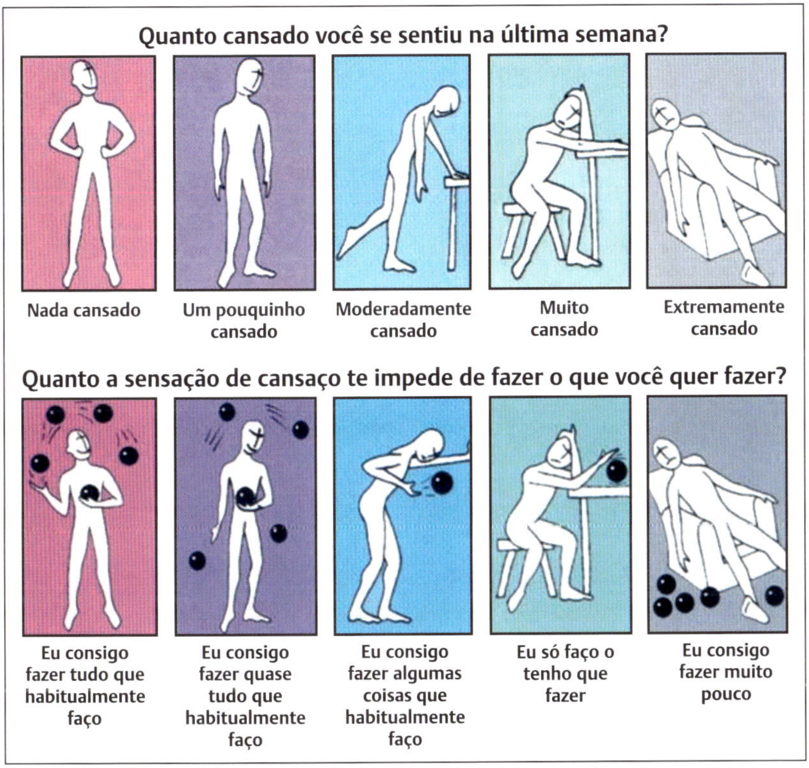

ANEXO 6

Quanto cansado você se sentiu na última semana?

| Nada cansado | Um pouquinho cansado | Moderadamente cansado | Muito cansado | Extremamente cansado |

Quanto a sensação de cansaço te impede de fazer o que você quer fazer?

| Eu consigo fazer tudo que habitualmente faço | Eu consigo fazer quase tudo que habitualmente faço | Eu consigo fazer algumas coisas que habitualmente faço | Eu só faço o tenho que fazer | Eu consigo fazer muito pouco |

Fonte: Mota DD, Pimenta CA, Fitch MI. Fatigue Pictogram: an option for assessing fatigue severity and impact. *Rev Esc Enferm USP*. 2009;43(Spe):1079-86.

ESCALA DE AVALIAÇÃO DE SINTOMAS

ANEXO 7

Edmonton Symptom Assessment System (ESAS)

Avaliação de sintomas

Paciente: Registro:

Preenchido por: Data:

Por favor, circule o nº que melhor descreve a intensidade dos seguintes sintomas neste momento (também se pode perguntar a média durante as últimas 24 horas)

Sem dor	0 – 1 – 2 – 3 – 4 – 5 – 6 – 7 – 8 – 9 – 10	Pior dor possível
Sem cansaço	0 – 1 – 2 – 3 – 4 – 5 – 6 – 7 – 8 – 9 – 10	Pior cansaço possível
Sem náusea	0 – 1 – 2 – 3 – 4 – 5 – 6 – 7 – 8 – 9 – 10	Pior náusea possível
Sem depressão	0 – 1 – 2 – 3 – 4 – 5 – 6 – 7 – 8 – 9 – 10	Pior depressão possível
Sem ansiedade	0 – 1 – 2 – 3 – 4 – 5 – 6 – 7 – 8 – 9 – 10	Pior ansiedade possível
Sem sonolência	0 – 1 – 2 – 3 – 4 – 5 – 6 – 7 – 8 – 9 – 10	Pior sonolência possível
Muito bom apetite	0 – 1 – 2 – 3 – 4 – 5 – 6 – 7 – 8 – 9 – 10	Pior apetite possível
Sem falta de ar	0 – 1 – 2 – 3 – 4 – 5 – 6 – 7 – 8 – 9 – 10	Pior falta de ar possível
Melhor sensação de bem-estar possível	0 – 1 – 2 – 3 – 4 – 5 – 6 – 7 – 8 – 9 – 10	Pior sensação de bem-estar possível
Outro problema (qual):	0 – 1 – 2 – 3 – 4 – 5 – 6 – 7 – 8 – 9 – 10	

Fonte: Carvalho RT (Org.). *Manual de Cuidados Paliativos ANCP*, 2.ed. São Paulo: Solo, 2012. 592 p.

ÍNDICE REMISSIVO

Entradas acompanhadas por um *f* ou *q* em itálico
indicam figuras e quadros, respectivamente.

A
ABCDEF
  da UTI, 35, 39*q*
    do *bundle*, 35
      atuação do fisioterapeuta no, 35
ABVDs (Atividades Básicas de Vida
  Diária), 84
Analgesia
  do paciente oncológico na UTI, 41
    escolha adequada da, 41
ANVISA (Agência Nacional de Vigilância
  Sanitária), 2
Aspiração
  de vias aéreas, 88
    utilização da, 88
    no CP, 88
Avaliação
  da confusão mental, 43*f*
    na UTI, 43*f*
      método de, 43*f*
  de sintomas, 119
    escala de, 119
  no paciente oncológico na UTI, 24, 57
    de força muscular, 24
    de sinais vitais, 25
    do tônus muscular, 24
    dos músculos respiratórios, 57

B
Borg
  escala de, 20*q*
    modificada, 20*q*

BPS (*Behavioral Pain Scale*), 22, 39, 115
Bundle
  ABCDEF da UTI, 35
    atuação do fisioterapeuta no, 35
  PAD, 35, 40

C
CAM-ICU (*Confusion Assessment Method
  for the Intensive Care*), 42, 43*f*
Cânula
  nasal, 33*q*
    de alto fluxo, 33*q*
Cateter
  nasal, 31, 33*q*
    de alto fluxo, 31, 33*q*
CFR (Capacidade Residual
  Funcional), 53, 58
COFFITO (Conselho Federal de
  Fisioterapia e Terapia Ocupacional), 2
Comunicação
  adequada, 86
    no CP em terapia intensiva, 86
Consciência
  nível de, 22, 97-99
    do paciente oncológico na UTI, 22
    escala de, 97-99
      ECG-P, 97
CP (Cuidado Paliativo)
  assistência em, 85*f*
  em terapia intensiva, 83-90
    aspiração de vias aéreas, 88
      utilização da, 88

controle de sintomas, 85
  avaliação e, 85
  comunicação adequada, 86
  diretrizes avançadas de vida, 87
    definição das, 87
  elegibilidade do paciente, 84
  EP, 90
  evolução da doença, 88
    identificação do momento de, 88
  paciente oncológico, 89
  implementação da VM, 89
  plano de, 86
    construção do, 86
CPAP (Pressão Positiva Contínua nas Vias Aéreas), 55
CPT (Capacidade Pulmonar Total), 58

D

Delirium
  no paciente oncológico, 42
    na UTI, 42
    avaliar, 42
    fatores de risco do, 44*q*
    gerenciar, 42
    manejo do, 44*q*
    prevenir, 42
Dependência
  funcional, 106
    níveis de classificação de, 106
Desempenho
  escalas de, 111-113
    de Karnofsky, 111
    de Zubrod/ECOG, 111
Despertar
  diário, 40
    protocolos de, 40
Diretriz(es)
  avançadas de vida, 87
    definição das, 87
    no CP em terapia intensiva, 87
Distribuição
  de óbitos, 6*q*
    absoluta, 7*q*
      pelos capítulos da CID-10, 7*q*
    proporcional, 6*q*
    por neoplasia, 6*q*

Dor
  escala de, 115-116
    BPS, 115
    EVA, 116
  no paciente oncológico, 39
    na UTI, 39
    avaliar, 39
    controlar, 39
    prevenir, 39
  queixa de, 19
    no paciente oncológico na UTI, 19

E

ECG-P (Escala de Coma de Glasgow com Resposta Pupilar), 23, 97
Emergência(s)
  oncológicas, 34, 36*q*-38*q*
    condições associadas às, 36*q*-38*q*
    sintomas comuns das, 36*q*-38*q*
    papel do fisioterapeuta nas, 34
EP (Extubação Paliativa)
  no CP, 90
  em terapia intensiva, 87
EPAP (Pressão Positiva Expiratória), 55
ESAS (*Edmonton Symptom Assessment System*), 85, 119
Escala(s)
  de avaliação de sintomas, 119
    ESAS, 119
  de Borg, 20*q*
    modificada, 20*q*
  de desempenho, 111-113
    de Karnofsky, 111
    de Zubrod/ECOG, 111
    PPS, 112
  de dor, 115-116
    BPS, 115
    EVA, 116
  de nível, 97-99
    de consciência, 97-99
      ECG-P, 97
    de sedação, 97-99
      RASS, 99
  funcionais, 103-110
    de mobilidade em UTI, 104-106, 108
    de Perme, 104-106
    de pontuação intervalada, 106

FSS-ICU, 107
IMS, 108
JH-HLM, 109
MIF, 103
níveis de classificação, 106, 107
  de dependência, 106
  de pontuação, 107
  ordinal, 106
PFIT, 107
SOMS, 110
teste de função física na UTI, 107
EVA (Escala Visual Analógica), 22, 116
EVN (Escala Visual/Verbal Numérica)
  da dor, 39
Evolução
  da doença, 87f, 88
    identificação do momento de, 88
    paciente oncológico no curso de, 87f
    trajetória funcional do, 87f
Exame(s) Laboratorial(is)
  no paciente oncológico, 11
    na UTI, 11
Exercício
  no paciente oncológico, 44
    na UTI, 44

F

Fadiga
  pictograma de, 117
Família
  do paciente oncológico, 44
    na UTI, 44
      capacitada, 44
      envolvida, 44
Fisioterapeuta
  atuação no ABCDEF do, 35
    do *bundle* da UTI, 35
      analgesia, 41
      delirium, 42
      dor, 39
      exercício, 44
      família envolvida, 44
      e capacitada, 44
      mobilização precoce, 44
      protocolos de despertar diário, 40
      sedação, 41
      teste de respiração espontânea, 40
  papel do, 34
    nas emergências oncológicas, 34
Fisioterapia
  em oncologia na UTI, 1, 19-45
    atuação da, 19-45
      estratégia ventilatória inicial, 33
      e mortalidade, 33
      fisioterapeuta no ABCDEF do
        bundle da UTI, 35
      papel do fisioterapeuta nas
        emergências, 34
      recepção inicial do paciente, 19
      suporte para oxigenação, 25
      ventilação, 25
  importância da, 1
  no comprometimento
    hematológico, 12q
    realização da, 12q
  respiratória, 51-61
    em pacientes oncológicos
      na UTI, 51-61
      recursos de, 51-61
      técnicas de, 51-61
Força
  muscular, 24
    avaliação de, 24
      no paciente oncológico na UTI, 24
FSS-ICU (*Functional Status Escore for the Intensive Care Unit*), 107
Função Física
  teste de, 107
    na UTI, 107

H

Higiene
  brônquica, 51
    no paciente oncológico, 51
      na UTI, 51
Humanização
  na atenção fisioterapêutica, 93-95
  em terapia intensiva, 93-95

I

IARC (*International Agency for Research on Cancer*), 4
IMS (*Intensive Care Unit Mobility Scale*), 108

Infecção(ões)
    predisposição a, 14
        no paciente oncológico, 14
        na UTI, 14
IPAP (Pressão Positiva Inspiratória), 55
IRpA (Insuficiência Respiratória
    Aguda), 25
    hipoxêmica, 30f
        pacientes com câncer em, 30f
            estratégia ventilatória
                inicial em, 30f

J
JH-HLM (Escala de mais Alto Nível de
    Mobilidade da Johns Hopkins), 109

K
Karnofsky
    escala de, 111
    e de Zubrod/ECOG, 111
        correspondência entre, 111
KPS (*Status* de Desempenho de
    Karnofsky), 5, 86

M
Mielossupressão
    na UTI, 13
MIF (Medida de Independência
    Funcional), 103
Mobilidade
    em UTI, 104-106, 108
        escala de, 104-106, 108
            de Perme, 104-106
Morbidade
    paciente oncológico na UTI, 3
Mortalidade
    do paciente oncológico, 3, 6
        comparação da, 6
            com outras patologias, 6
        na UTI, 3
        estratégia ventilatória inicial e, 33
            relação entre, 33
        taxa padronizada de, 4q
            pela população mundial, 4q
MP (Mobilização Precoce), 65-77
    avaliação funcional, 66

barreiras à, 69
    dispositivos, 74
        e infusões contínuas, 74
    distúrbios do sono, 72
    dor, 70
    fadiga, 71
        relacionada com câncer, 71
        metástases ósseas, 71
            e riscos de fratura, 71
        reservas orgânicas, 73
    e sistemática, 76
        protocolo de, 76
    no paciente oncológico, 44
        na UTI, 44
    segurança do paciente, 75
MRC (*Medical Research Council*), 24, 101
Músculo(s)
    respiratórios, 57
        avaliação dos, 57
            no paciente oncológico na UTI, 57

N
Neoplasia
    óbitos por, 6q
        e demais causas, 6q
            distribuição proporcional de, 6q
Nível
    de consciência, 22, 97-99
        do paciente oncológico na UTI, 22
        escala de, 97-99
            ECG-P, 97
        de sedação, 97-99
            escala de, 97-99
                RASS, 99

O
Óbito(s)
    distribuição de, 6q
        absoluta, 7q
            pelos capítulos da CID-10, 7q
        proporcional, 6q
            por neoplasia, 6q
Oncologia
    fisioterapia na UTI em, 1, 19-45
        atuação da, 19-45
            estratégia ventilatória inicial, 33
            e mortalidade, 33

fisioterapeuta no ABCDEF do
  bundle da UTI, 35
papel do fisioterapeuta nas
  emergências, 34
recepção inicial do paciente, 19
suporte para oxigenação, 25
ventilação, 25
importância da, 1
Oxigenoterapia, 32*f*

P

Paciente(s) Oncológico(s)
  em CP, 89
    implementação da VM no, 89
    na UTI, 89
  mortalidade do, 6
    comparação com outras patologias
      da, 6
  na UTI, 3, 11-16, 19, 51-61
    especificidade do, 11-16
      exames laboratoriais, 11
      fisioterapia, 12*q*
      mielossupressão, 13
        no comprometimento
          hematológico, 12*q*
      predisposição a infecções, 14
      revisão geral, 11-16
      tratamento adjuvante, 15
        complicações, 15
    fisioterapia respiratória em, 51-61
      recursos de, 51-61
      técnicas de, 51-61
    nova realidade do, 3
      morbidade, 3
      mortalidade, 3
      recepção inicial do, 19
        avaliação inicial, 19
PAD (*Pain, Agitation* e *Delirium*)
  bundle, 35, 40
PAV (Pneumonia Associada à
  Ventilação), 35
PEEP (Pressão Positiva Expiratória
  Final), 52, 55
Perme
  escala de, 104-106
    de mobilidade em UTI, 104-106
PFIT (*Physical Function ICU Test*), 107

Pictograma
  de fadiga, 117
Pontuação
  níveis de classificação de, 107
PPS (*Palliative Performance Scale*), 86,
  112-113
Protocolo(s)
  de despertar diário, 40
PSV (Ventilação com Pressão de
  Suporte), 41

R

RASS (*Richmond Agitation and Sedation
  Scale*), 23, 42, 99
Recepção Inicial
  do paciente oncológico na UTI, 19
    avaliação inicial, 19
      de força muscular, 24
      de sinais vitais, 25
      do tônus muscular, 24
      nível de consciência, 22
      queixa de dor, 19
      sedação, 22
      sintomas respiratórios, 19
Reexpansão
  pulmonar, 53, 54*f*
    manobras na ventilação de, 54*f*, 55*f*
      expontânea, 54*f*
      mecânica, 55*f*
    no paciente oncológico, 53
      na UTI, 53

S

Sedação
  do paciente oncológico na UTI, 22, 41
    escolha adequada da, 41
    escala de nível de, 97-99
      RASS, 99
Sinal(is) Vital(is)
  avaliação de, 25
    no paciente oncológico na UTI, 25
Sintoma(s)
  escala de avaliação de, 119
    ESAS, 119
  no CP em terapia intensiva, 85
    controle de, 85
      avaliação e, 85

respiratórios, 19
  no paciente oncológico na UTI, 19
SOMS (*Surgical Optimal Mobility Escore*), 110
Suporte
  para oxigenação, 25
    no paciente oncológico na UTI, 25

T

Terapia Intensiva
  atenção fisioterapêutica em, 93-95
    humanização na, 93-95
  CP em, 83-90
    aspiração de vias aéreas, 88
      utilização da, 88
    controle de sintomas, 85
      avaliação e, 85
    conunicação adequada, 86
    diretrizes avançadas de vida, 87
      definição das, 87
    elegibilidade do paciente, 84
    EP, 90
    evolução da doença, 88
      identificação do momento de, 88
    paciente oncológico em, 89
      implementação da VM, 89
    plano de, 86
      construção do, 86
Teste
  de função física, 107
    na UTI, 107
TME (Treinamento Muscular Expiratório), 59
TMI (Treinamento Muscular Inspiratório), 59
TMR (Treinamento Muscular Respiratório)
  no paciente oncológico, 56
    na UTI, 56
      métodos de, 58
Tônus
  muscular, 24
    avaliação de, 24
      no paciente oncológico na UTI, 24

Tratamento Adjuvante
  no paciente crítico, 15
    na UTI, 15
      complicações, 15
TRE (Teste de Respiração Espontânea), 40
  diário, 41

U

UTI (Unidade de Terapia Intensiva)
  ABCDEF da, 35, 39*q*
    do bundle, 35
      atuação do
        fisioterapeuta no, 35
  fisioterapia em oncologia na, 1, 19-45
    atuação da, 19-45
      estratégia ventilatória
        inicial, 33
        e mortalidade, 33
      fisioterapeuta no ABCDEF do *bundle* da UTI, 35
      papel do fisioterapeuta nas emergências, 34
      recepção inicial do paciente, 19
      suporte para oxigenação, 25
      ventilação, 25
    importância da, 1
  paciente oncológico na, 3, 11-16, 19, 51-61
    especificidade do, 11-16
      exames laboratoriais, 11
      fisioterapia, 12*q*
        no comprometimento hematológico, 12*q*
      mielossupressão, 13
      predisposição a infecções, 14
      revisão geral, 11-16
      tratamento adjuvante, 15
        complicações, 15
    fisioterapia respiratória em, 51-61
      recursos de, 51-61
      técnicas de, 51-61
    nova realidade do, 3
      morbidade, 3
      mortalidade, 3
    recepção inicial do, 19
      avaliação inicial, 19

V

Ventilação
  no paciente oncológico na UTI, 25
    espontânea, 54
      reexpansão pulmonar na, 54f
    VMI, 25
    VNI, 26
Via(s) Aérea(s)
  aspiração de, 88
    utilização da, 88
      no CP, 88
VM (Ventilação Mecânica), 35
  no paciente oncológico na UTI, 55, 56, 60q, 89
  em CP, 89
    implementação da, 89
  hiperinsuflação, 56
  PEEP, 55
  por mais de 7 dias, 60q
  reexpansão pulmonar na, 55f
VMI (Ventilação Mecânica Invasiva), 57, 65, 89
  no paciente oncológico, 25

VMNI (Ventilação Mecânica Não Invasiva), 89
  no paciente oncológico, 26
    contraindicações da, 27q
    detecção da, 29
      de insucesso, 29
      de sucesso, 29
    indicações gerais, 26
    métodos de aplicação, 28
    utilização, 26
VR (Volume Residual), 58

Z

ZEEP (Pressão Expiratória Final Zero), 52, 55
Zubrod/ECOG
  escala de, 111
    e de Karnofsky, 111
      correspondência entre, 111